THE KOREAN SPINAL NEUROSURGERY SOCIETY



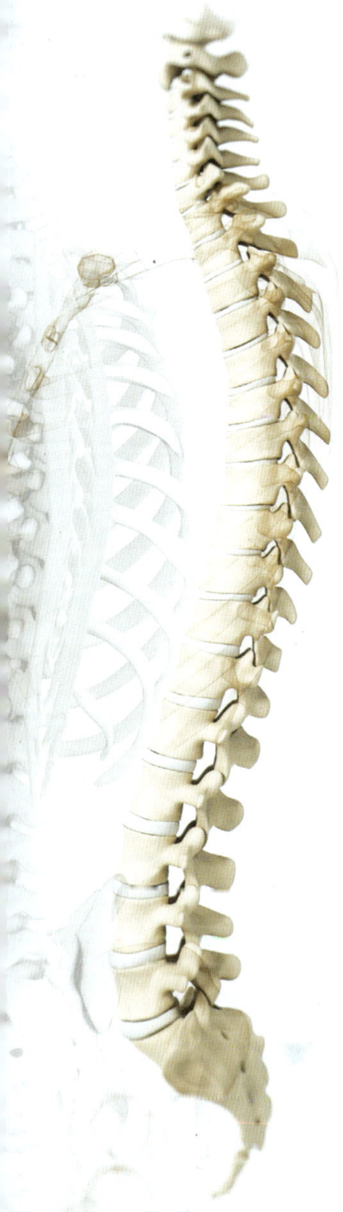

# The Textbook of SPINE

# 척추학

## HANDBOOK

대한척추신경외과학회

The Textbook of SPINE 척추학 HANDBOOK

첫째판 1쇄 인쇄 | 2023년 08월 28일
첫째판 1쇄 발행 | 2023년 09월 19일

지 은 이 대한척추신경외과학회
발 행 인 장주연
출 판 기 획 임경수
책 임 편 집 이다영, 김지수
편집디자인 주은미
표지디자인 김재욱
일 러 스 트 김경열, 유학영, 김명곤, 김제도
제 작 담 당 황인우
발 행 처 군자출판사(주)
등록 제4-139호(1991. 6. 24)
본사 (10881) **파주출판단지** 경기도 파주시 회동길 338(서패동 474-1)
전화 (031) 943-1888 팩스 (031) 955-9545
홈페이지 | www.koonja.co.kr



ISBN 979-11-7068-053-6 (93510)
정가 30,000원

The Textbook of

# SPINE

# 척추학

## HANDBOOK

Handbook

이 Handbook은 척추학 4판에서 중요한 표와 그림을 간추려 만들었습니다.
또한 각각의 표와 그림에 chapter와 page를 명시하여 책의 해당 본문을 찾아 보기 편리하게 구성하였습니다. 바쁜 시간을 보내는 전공의와 전임의에게 큰 도움이 되기를 기대합니다

- 제4판 척추학 교과서 편찬위원회-

# Contents

## SECTION 06 척추질환의 통증 기전 및 비수술적 치료



## SECTION 07 수술 전후 환자 관리



## SECTION 08 수술적 접근법



## SECTION 09 골유합과 이식술

## SECTION 10 | 전신성 및 대사성 질환



## SECTION 11 | 척추 감염성 질환



## SECTION 12 | 척추 및 척수 손상



## SECTION 13 | 척추 및 척수 종양

## SECTION 14 | 경추의 퇴행성 질환



## SECTION 15 | 흉추의 퇴행성 질환



## SECTION 16 | 요추의 퇴행성 질환



## SECTION 17 | 척추변형

## SECTION 18 | 선천성 기형과 소아 척추



## SECTION 19 | 척수의 혈관질환



## SECTION 20 | 최소침습수술



## SECTION 21 | 역동적 안정술



## SECTION 22 | 초음파 중재 시술



## SECTION 23 | 척수성 통증과 중재적 치료

SECTION

# 02

# 척추 및 척수의 해부학

# 03 척추 및 척수의 발생과 기형

표 3-1. **신경계의 유합부전 기형 분류(척추중심으로)** *(Ch 03, p26 참고)*

| 개방성 유합부전open dysraphism |
|---|
| 척수수막류myelomeningocele |
| 반측 척수수막류hemimyelomeningocele |
| 경추부척수수막류cervical myelomeningocele |
| 전후방이분척추증anterior and posterior combined spina bifida |
| **폐쇄성 유합부전closed dysraphism** |
| 척추부지방종spinal lipoma |
| 지방척수수막류lipomyelomeningocele |
| 선천성 피부동congenital dermal sinus |
| 유피낭종dermoid cyst |
| 유표피낭종epidermoid cyst |
| 척수낭류myelocystocele |
| 이분척수diastermatomyelia, split cord malformation |
| 신경장낭neurenteric cyst |
| 종사비후thick filum terminale |
| 미부 형성 부전 증후군caudal agenesis syndrome |
| 수막류meningocele |

# 04 척추 및 척수의 해부학적 구조

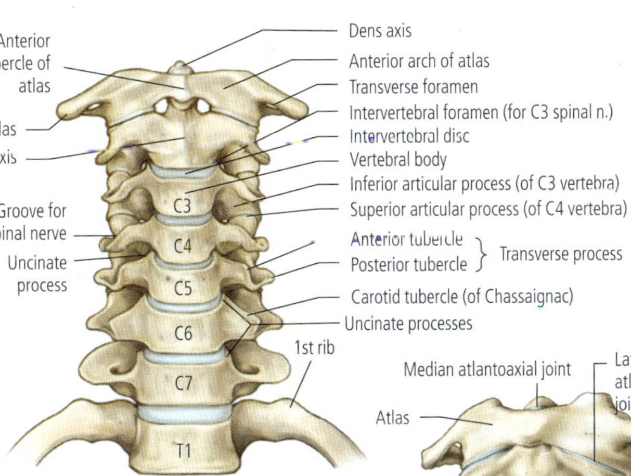


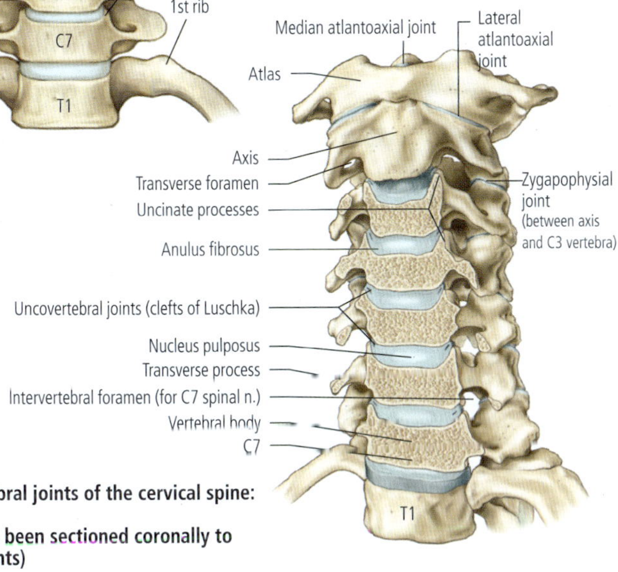


그림 4-5. **경추의 전면 정렬** *(Ch 04, p34 참고)*

**C4 vertebra: anterior view**

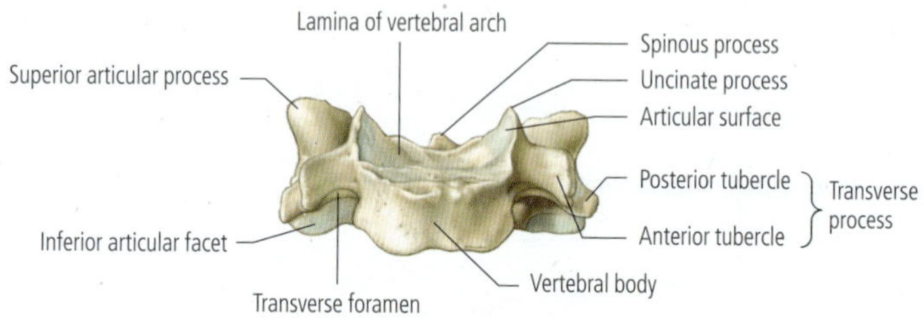


**C3 vertebra: inferior aspect**

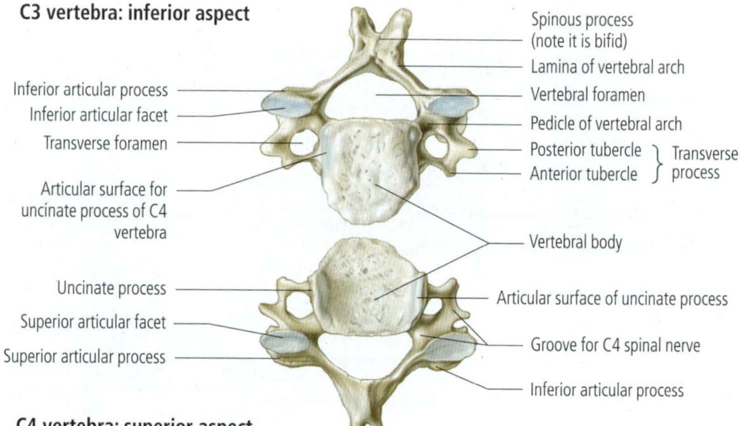


**C4 vertebra: superior aspect**

그림 4-6. **전형적 경추인 제3, 4 경추** *(Ch 04, p35 참고)*

Atlas: superior view

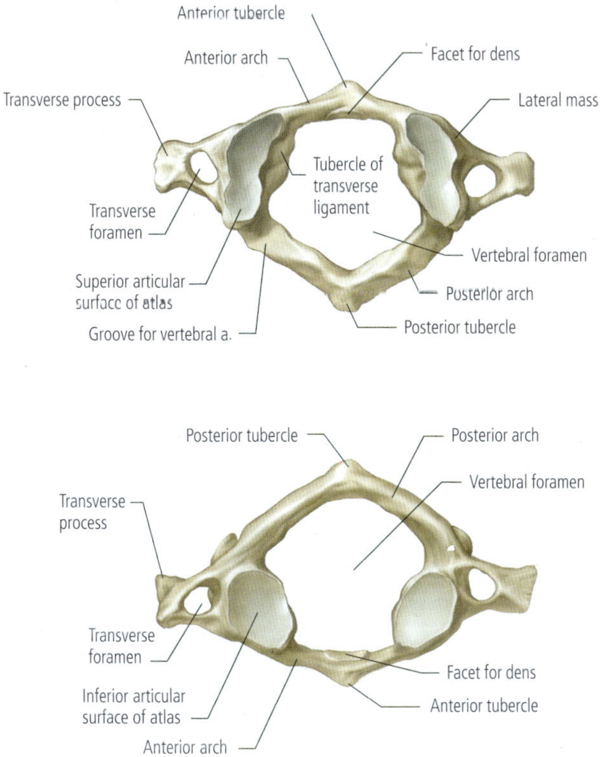


Atlas: inferior view

그림 4-7. **환추의 상하면** *(Ch 04, p36 참고)*

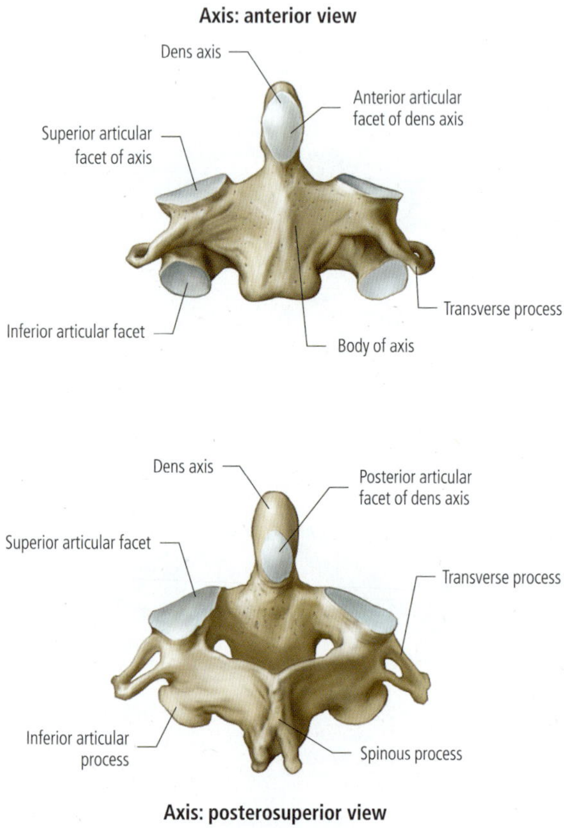


그림 4-8. **축추의 전면 및 후상면** *(Ch 04, p36 참고)*

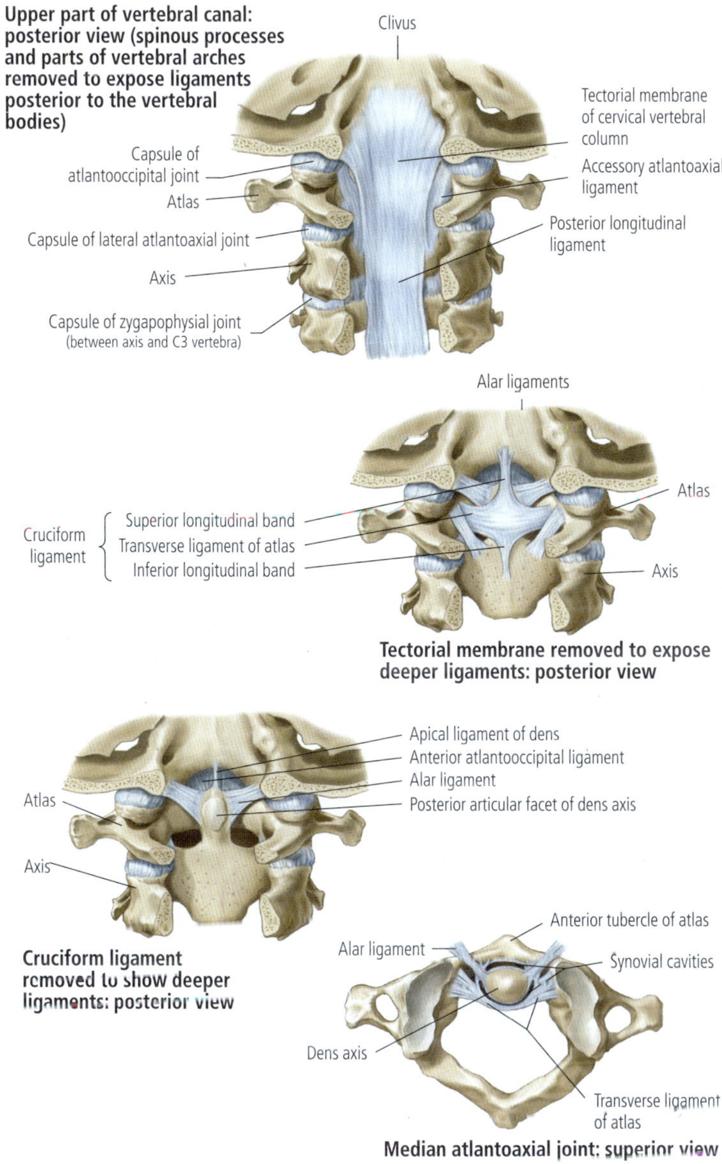


그림 4-9. **두경부 환축추 인대** *(Ch 04, p37 참고)*

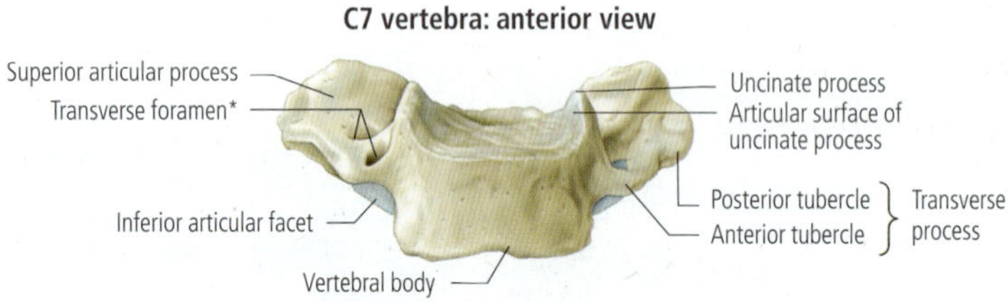


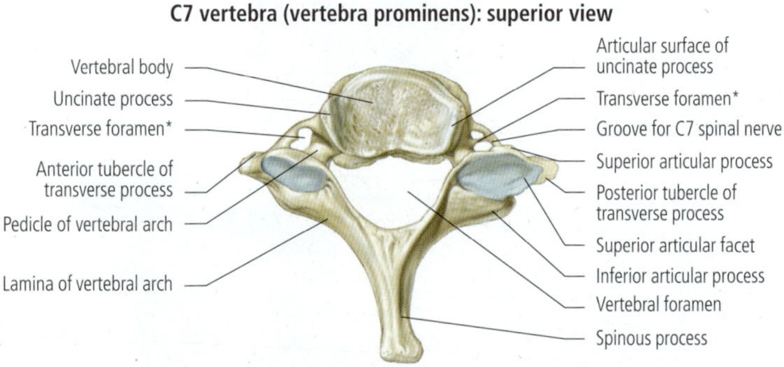


*The transverse foramina of C7 transmit vertebral veins, but usually not the vertebral artery, and are asymmetrical in these drawings. Note the right transverse foramen is septated.*

그림 4-10. **제7 경추의 전면** *(Ch 04, p37 참고)*

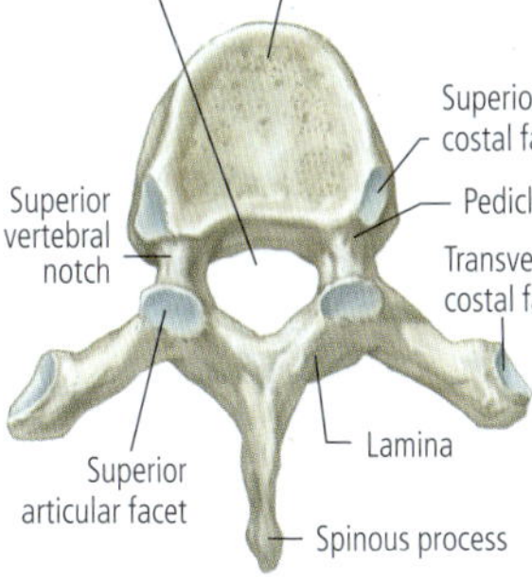


**T6 vertebra (superior view)**

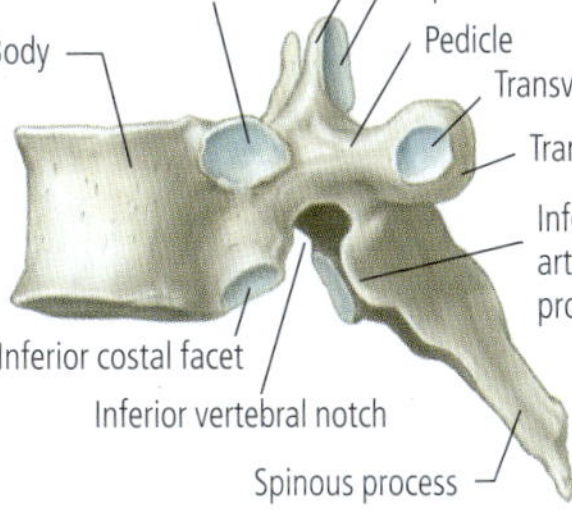


**T6 vertebra (lateral view)**

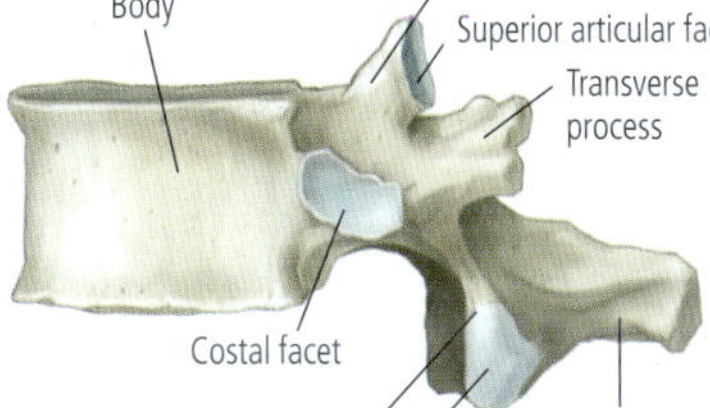


**T12 vertebra (lateral view)**

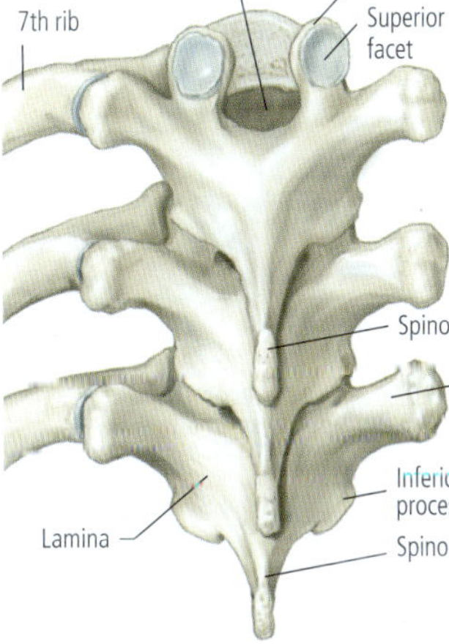


**T7, T8, and T9 vertebrae (posterior view)**

그림 4-11. **흉추의 상, 측, 후면** *(Ch 04, p38 참고)*

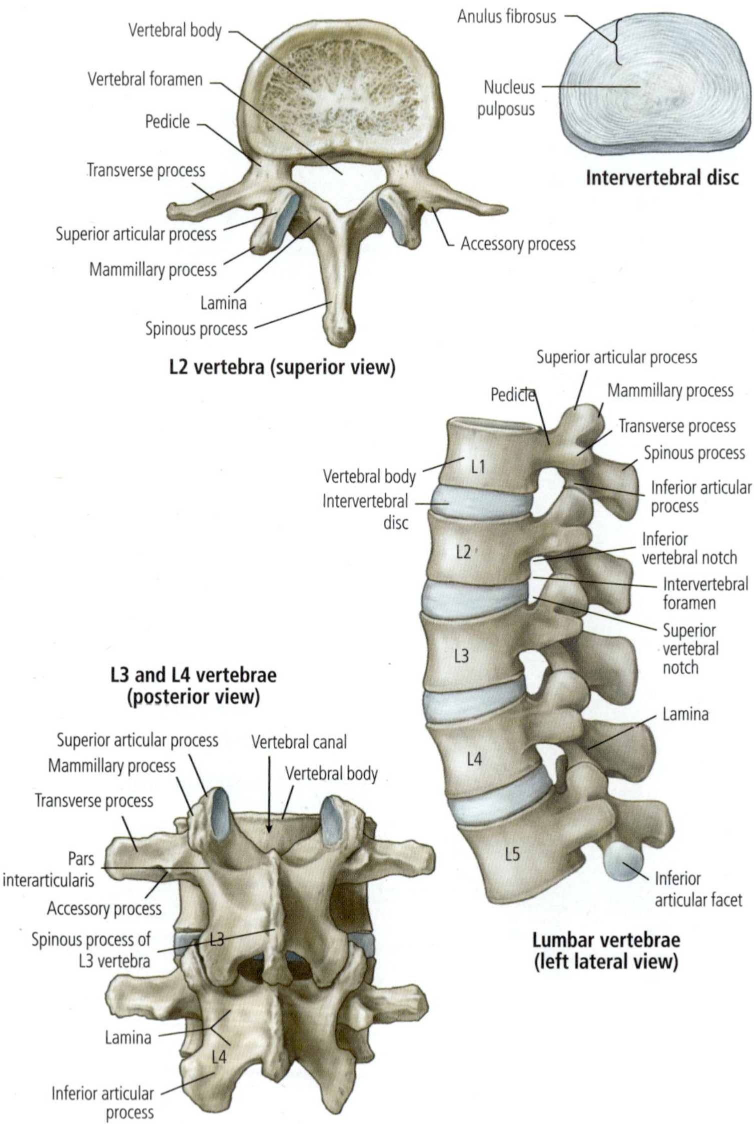


그림 4-12. **요추의 개관 및 정렬** *(Ch 04, p39 참고)*

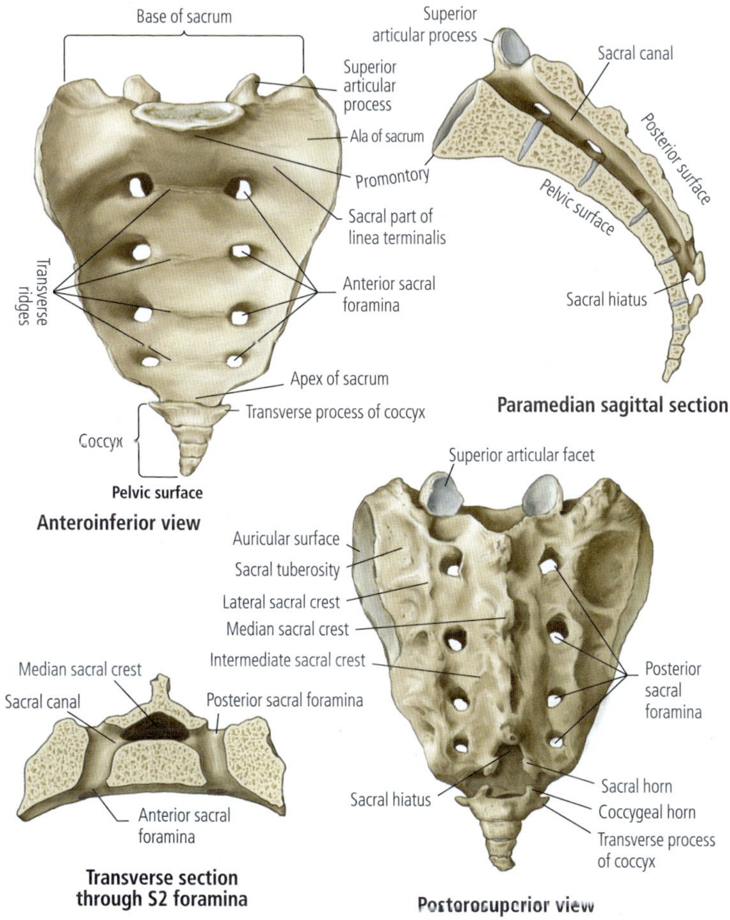


그림 4-13. **천추 및 미추** *(Ch 04, p40 참고)*

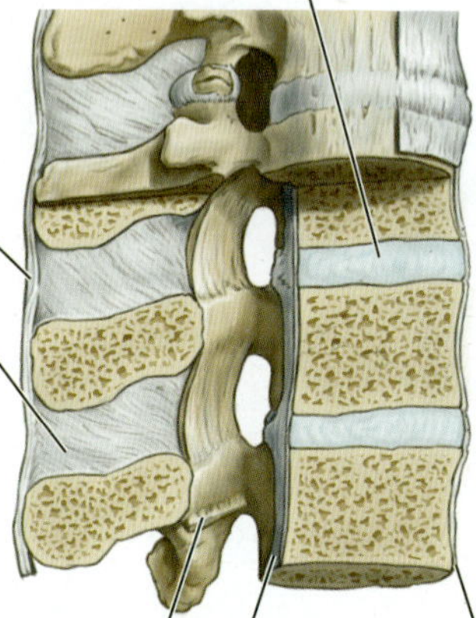


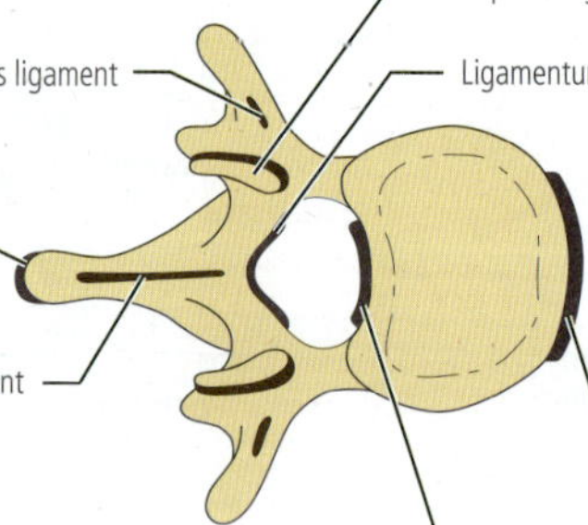


**그림 4-14. 요추부의 인대와 골, 추간판 사이의 관계** *(Ch 04, p41 참고)*

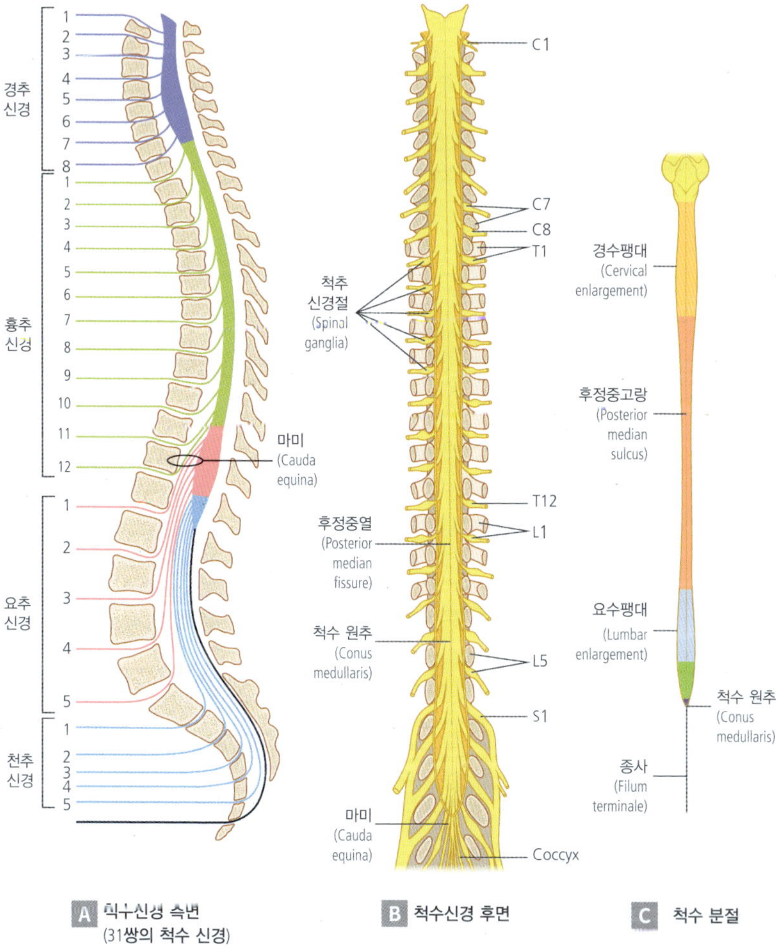


**그림 4-15. 척수와 척수신경, 척추골과의 관계 척수신경 측면(31쌍의 척수 신경)**
*(Ch 04, p43 참고)*

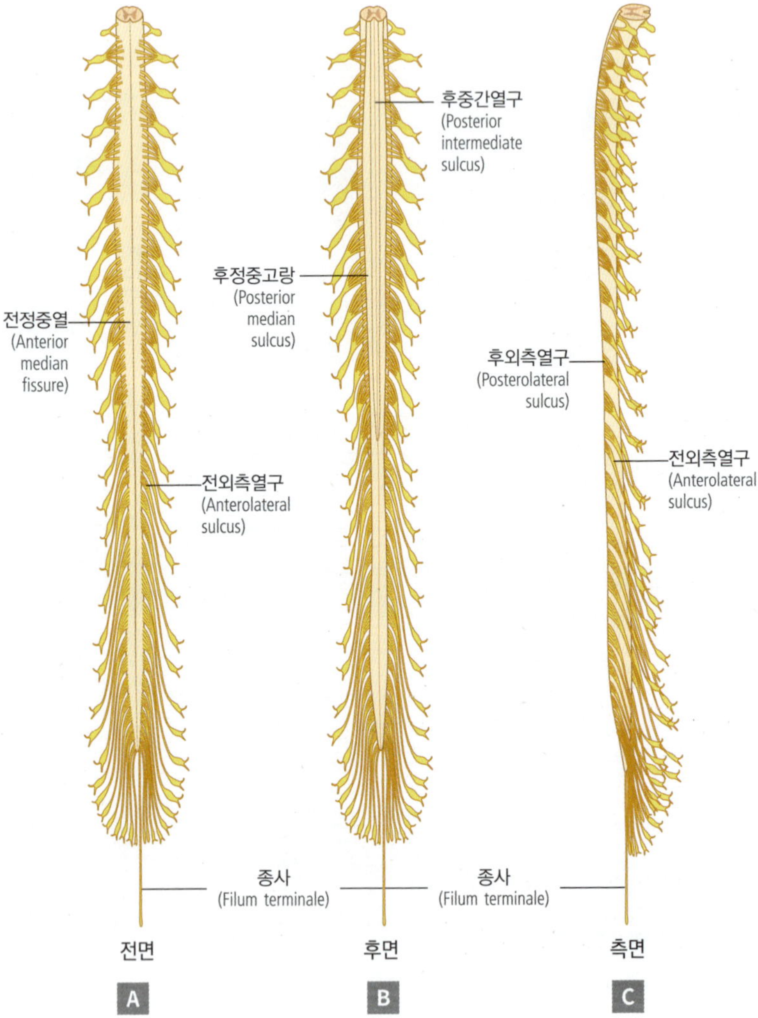


그림 4-16. **척수와 신경의 외관** *(Ch 04, p44 참고)*

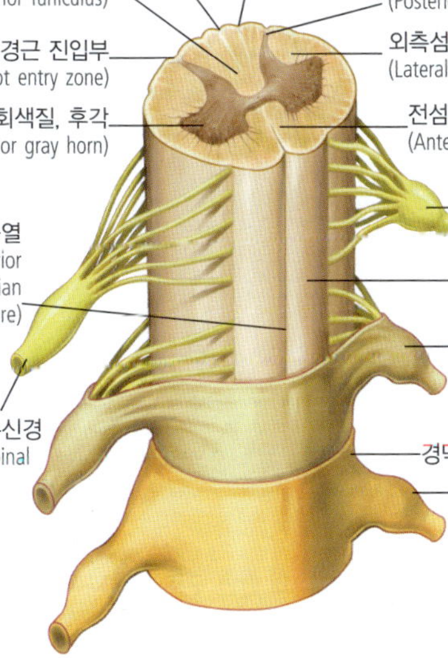


그림 4-17. **척수 분절의 내부 구조** *(Ch 04, p45 참고)*

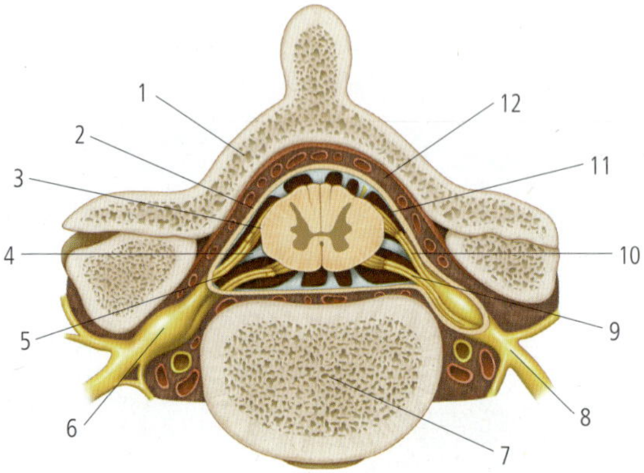


1. 후궁(Lamina)
2. 척수경막(Spinal dura mater)
3. 척수연막(Spinal pia mater)
4. 치상인대(Denticulate ligament)
5. 지주막하공간(Subarachnoid space)
6. 척수신경절(Spinal ganglion)
7. 척추체(Vetebral body)
8. 척수신경(Spinal nerve)
9. 전근(Ventral root)
10. 후근(Dorsal root)
11. 척수지주막(Spinal arachnoid membrane)
12. 경막외공간(Epidural space)

**그림 4-18. 척수와 척추의 단면 구조** *(Ch 04, p45 참고)*

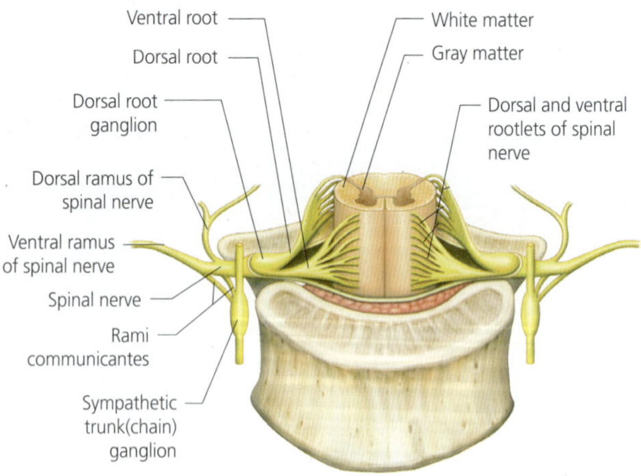


**그림 4-19. 척추체, 척수 신경, 신경절의 위치 관계** *(Ch 04, p46 참고)*

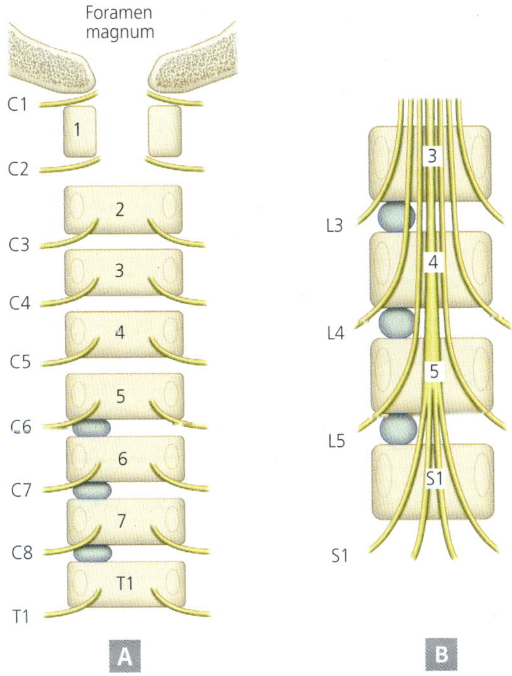


그림 4-20. **경추, 요추의 척추체, 디스크, 신경근의 위치 관계** *(Ch 04, p47 참고)*

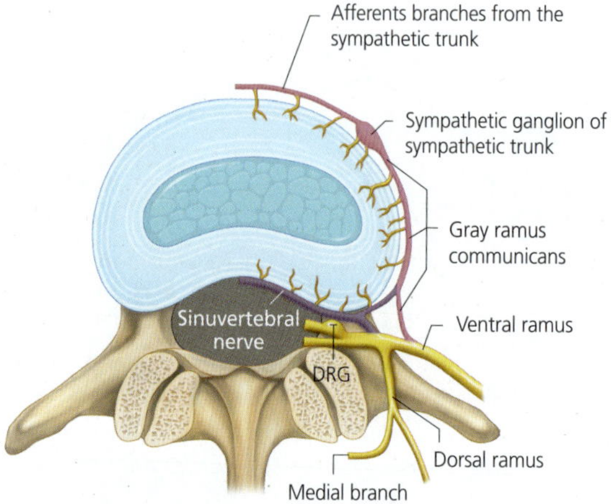


그림 4-21. **척추 신경공 근처의 신경 분포** *(Ch 04, p47 참고)*

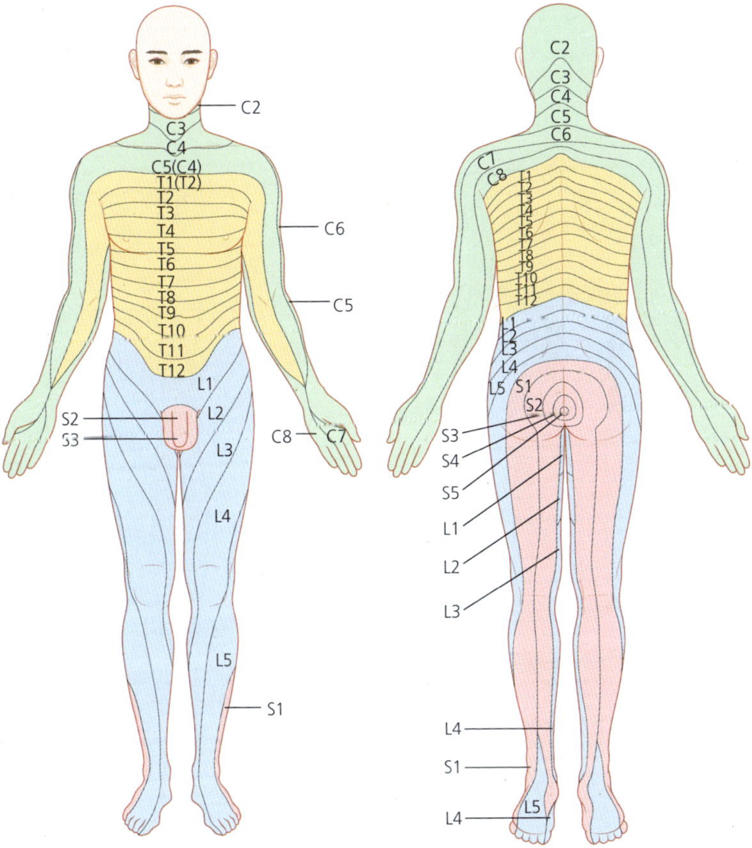


**그림 4-22. 척수신경에 따른 피부 분절** *(Ch 04. p48 참고)*

SECTION 02



# 05 척추 및 척수의 혈관

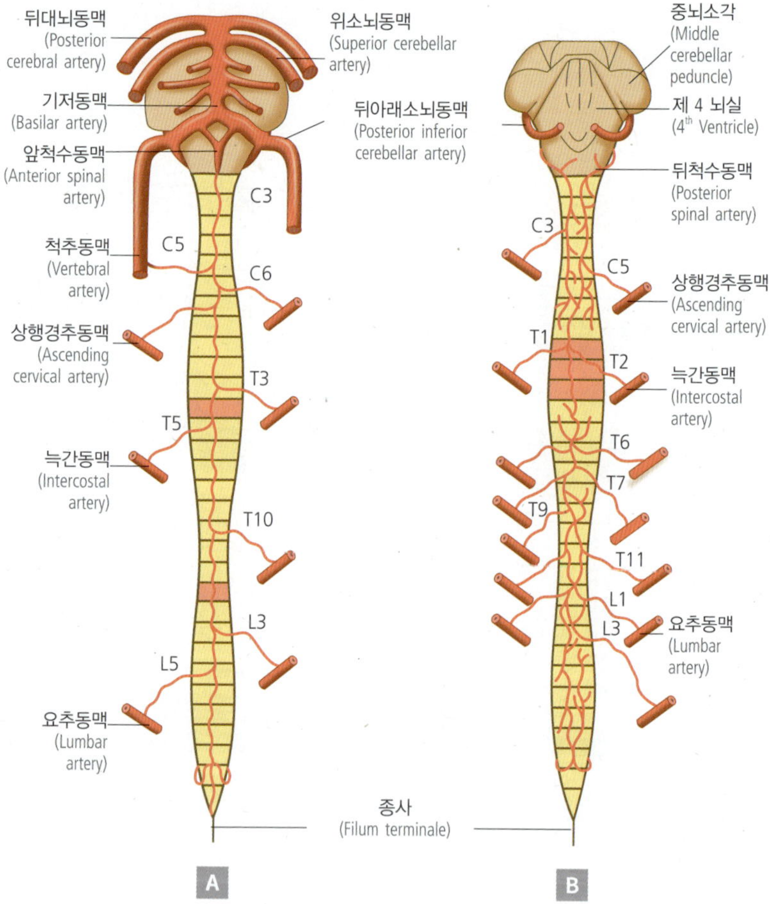


**그림 5-1. 척수의 동맥 분포** (A) 전면부의 동맥. (B) 후면부의 동맥. 손상에 취약한 부위가 붉은 색으로 표시되어 있으며 가장 중요한 근동맥들이 표기되어 있음. *(Ch 05, p50 참고)*

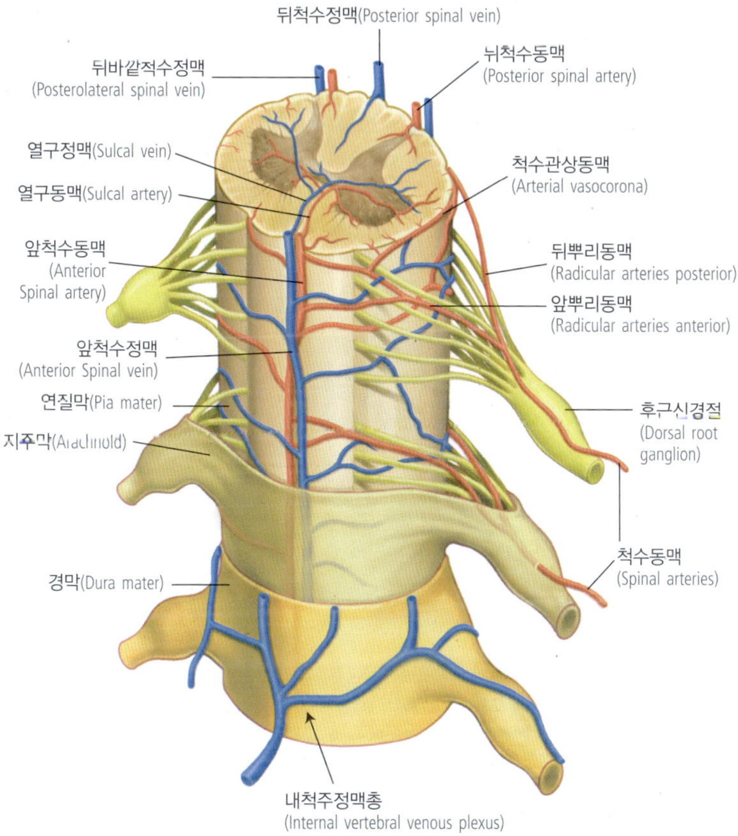


그림 5-2. **경막을 비롯한 내부 구조와 관련된 척수의 동정맥 분포** *(Ch 05, p51 참고)*

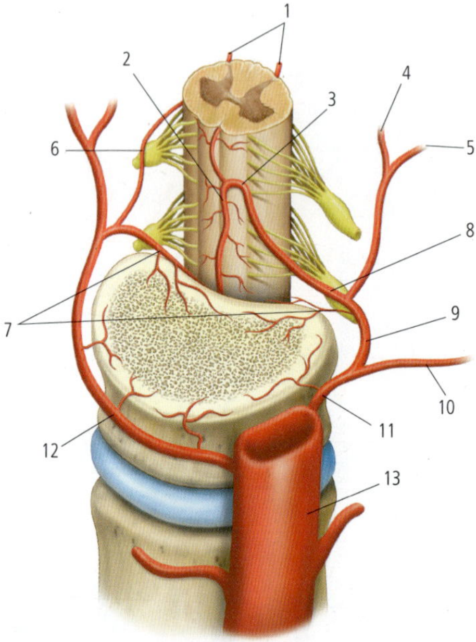


1. 뒤척수동맥(Posterior spinal arteries)
2. 앞척수동맥(anterior spinal artery)
3. 대 앞뿌리수질동맥 또는 Adamkiewicz artery
   (great anterior radiculomedullary artery or artery of Adamkiewicz)
4. 내측 근육피부 분지(medial musculocutaneous branch)
5. 외측 근육피부 분지(lateral musculocutaneous branch)
6. 뒤뿌리수질동맥(posterior radiculomedullary artery)
7. Retrocorporeal artery
8. 척추 분지(Spinal branch)
9. 뒤분지(Posterior/dorsal branch)
10. 앞분지(Anterior/ventral branch)
11. 좌측 분절 동맥(뒤늑간동맥, left segmental artery, posterior intercostal artery)
12. 우측 분절 동맥(뒤늑간동맥, right segmental artery, posterior intercostal branch)
13. 대동맥(aorta)

그림 5-3. **척추에 분포하는 동맥** *(Ch 05, p52 참고)*

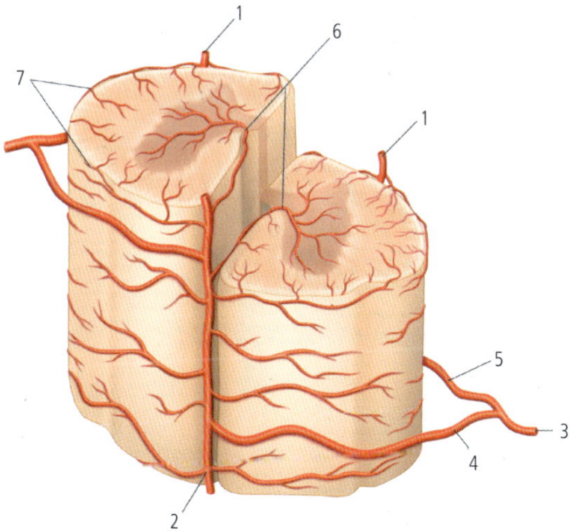


1. 뒤척수동맥(Posterior spinal arteries)
2. 앞척수동맥(anterior spinal artery)
3. 척추 분지(spinal branch)
4. 앞뿌리수질동맥(anterior radiculomedullary artery)
5. 뒤뿌리수질동맥(posterior radiculomedullary artery)
6. 중심 동맥(열 동맥)(central(sulcal) arteries)
7. 척수관상동맥(vasocorona)

그림 5-4. **척수에 분포하는 동맥** *(Ch 05, p52 참고)*

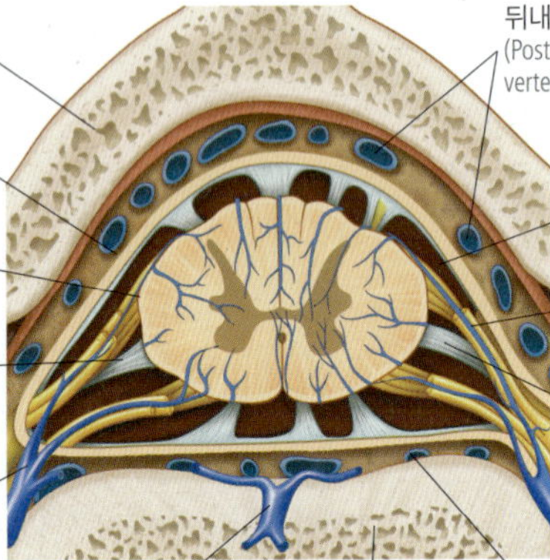


**그림 5-5. 척수에 분포하는 정맥(vein), 정맥얼기(venous plexus)와 수막(meninges) 과의 관계** *(Ch 05, p53 참고)*

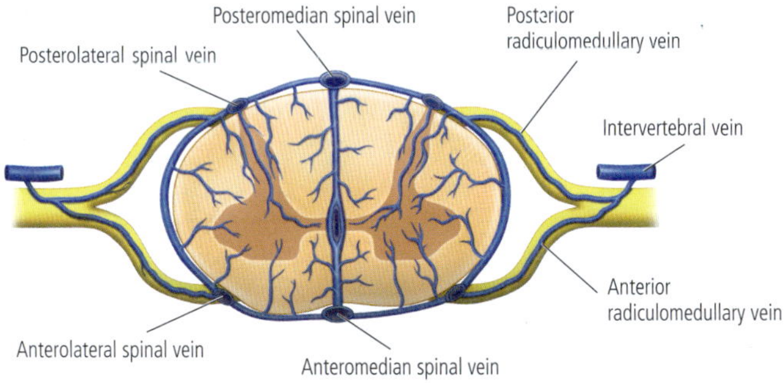


A

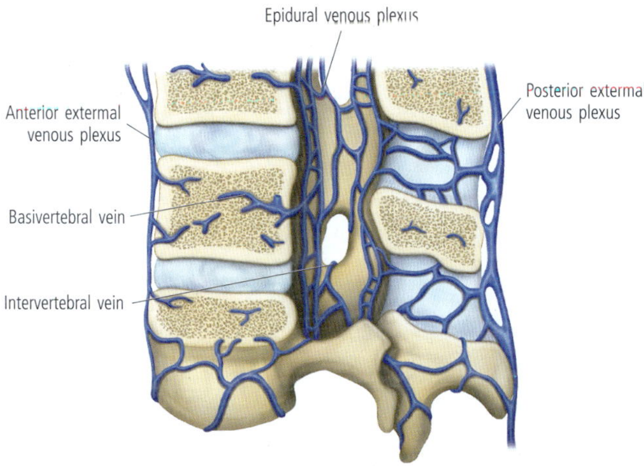


B

그림 5-6 **Venous drainage of the spinal cord** (A) Cross section of the spinal cord. (B) Median view of the vertebral canal. The spinal cord has been removed to show the epidural venous plexus. *(Ch 05, p54 참고)*

# 06 척추 및 척수의 신경해부학

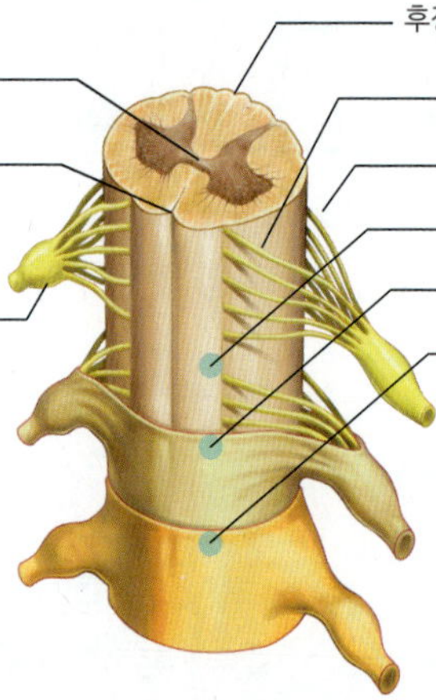


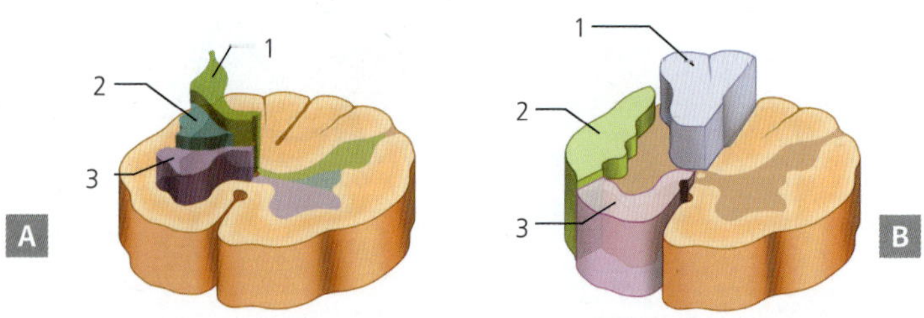


1. 후각(Posterior horn)
2. 측각(Lateral horn)
3. 전각(Anterior horn)

1. 후섬유단(Posterior funiculus)
2. 외측섬유단(Lateral funiculus)
3. 전섬유단(Anterior funiculus)

**그림 6-1. 척수의 기둥구조** (A) 회색질기둥(Gray column), (B) 백색질기둥(White column). *(Ch 06, p56 참고)*

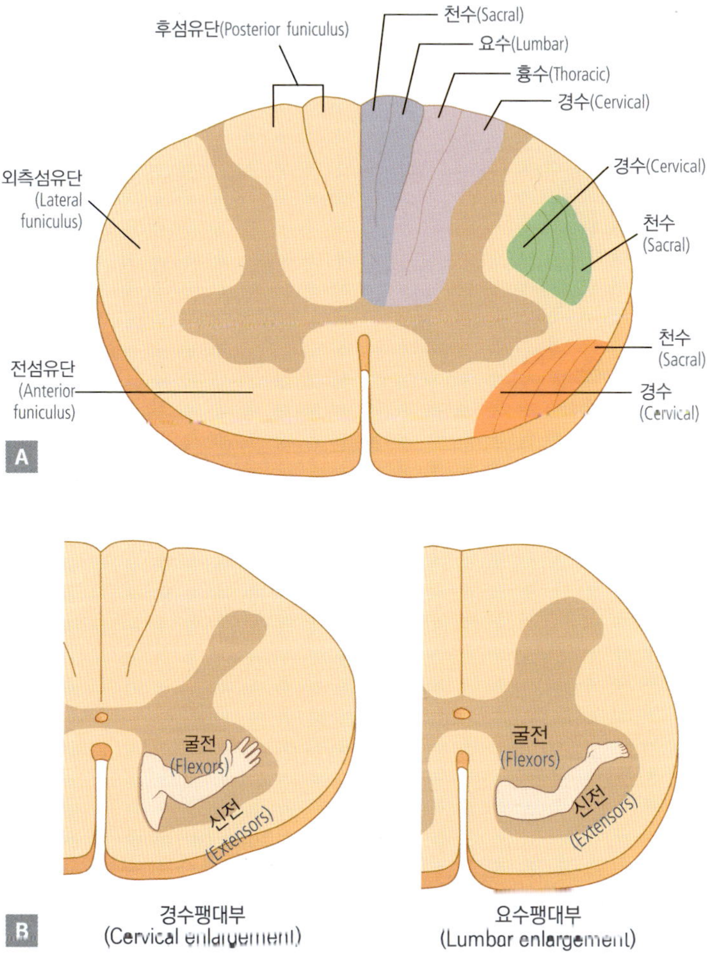


**그림 6-5. 체성국소배열(Somatotopical arrangement)** (A) 백색질에서 몸의 가장 아래쪽 피부분절(dermatome)을 지배하는 신경섬유는 가장 내측에서 위치, 몸의 위쪽 피부분절로 갈수록 신경섬유는 더 외측으로 위치하여 주행한다. (B) 회색질의 전각세포(anterior horn cell)의 경우 외측에 있는 세포는 원위부의 근육을, 내측에 있는 세포는 근위부의 근육을 지배하며, 굴근은 더 중심부에서 신근은 더 바깥쪽에서 지배하는 일정한 배열의 대응구조를 하고 있다. (Ch 06, p58 참고)

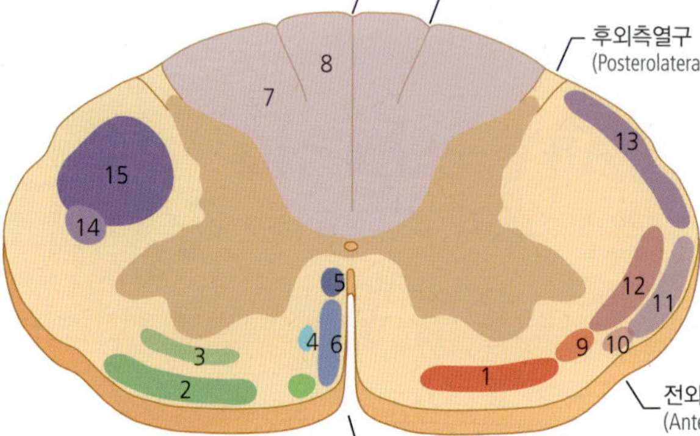


- 전섬유단(Anterior fasciculus)
  1. 전척수시상로(Anterior spinothalamic tract)
  2. 전정척수로(Vestibulospinal tract)
  3. 수뇌그물척수로(Medullary reticulospinal tract)
  4. 교뇌그물척수로(Pontine reticulospinal tract)
  5. 내측세로다발(Medial longitudinal fasciculus)
  6. 전피질척수로(Anterior corticospinal tract)

- 후섬유단(Posterior fasciculus)
  7. 설상속(Fasciculus cutaneatus)
  8. 박속(Fasciculus gracilis)

- 외측섬유단(Lateral fasciculus)
  9. 덮개척수로(Tectospinal tract)
  10. 척수올리브로(Spinoolivary tract)
  11. 전척수소뇌로(Anterior spinocerebellar tract)
  12. 외측척수시상로(Lateral spinothalamic tract)
  13. 후척수소뇌로(Posterior spinocerebellar tract)
  14. 적색척수로(Rubrospinal tract)
  15. 외측피질척수로(Lateral corticospinal tract)

그림 6-6. **각 섬유단(Fasciculus) 내의 척수신경로(tract)의 분포** *(Ch 06, p59 참고)*

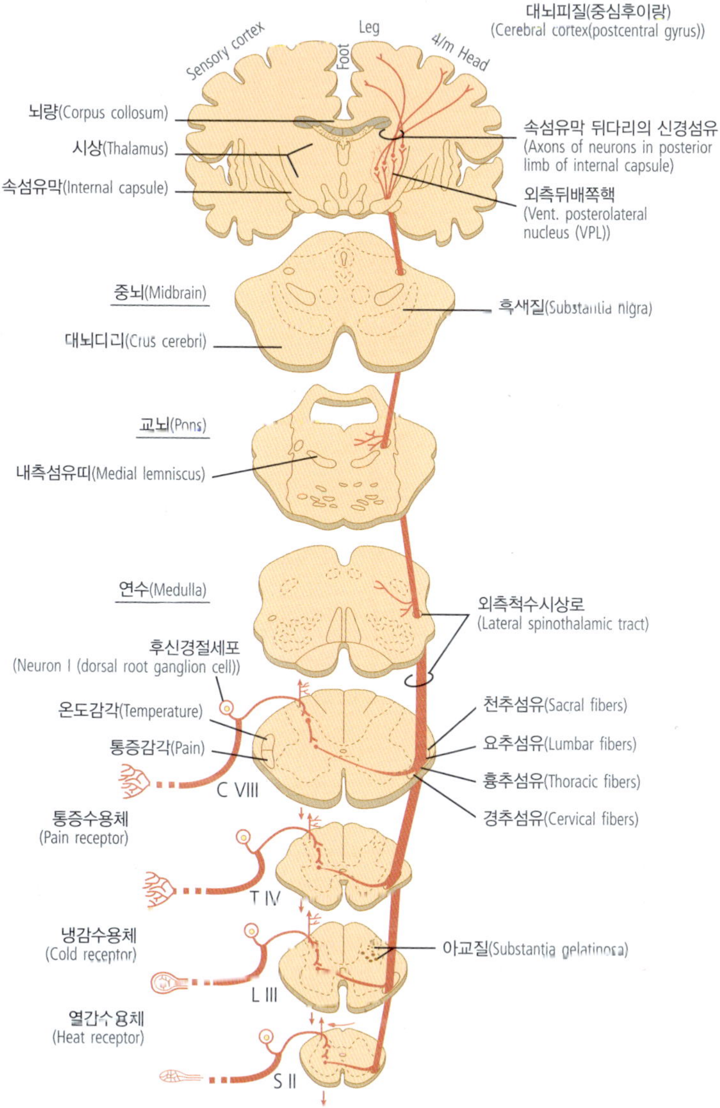


그림 6-14. **외측척수시상로(Lateral spinothalamic tract)** *(Ch 06, p66 참고)*

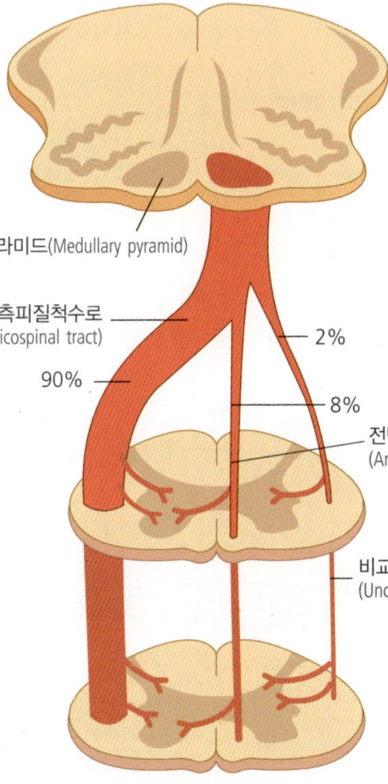


그림 6-15. **피질척수로의 교차 모식도** *(Ch 06, p67 참고)*

# 07 말초신경해부학

**표 7-1. 팔의 주요 말초신경들** *(Ch 07, p70 참고)*

| 신경 | 신경뿌리 | 운동신경분포 | 감각신경분포 | 운동기능 | 신경병변 |
|---|---|---|---|---|---|
| 겨드랑신경<br>axillary nerve | C5, 6 | 앞신경가지: 어깨세모근의 앞쪽, 가쪽 섬유<br>뒤신경가지: 어깨세모근의 뒤쪽 섬유와 작은원근 | 뒤신경가지는 위쪽위팔피부신경으로 끝남<br>위쪽위팔피부신경: 어깨세모근의 피부 아랫부위 | 팔의 회전, 어깨관절에서의 팔의 벌림 | 손상기전: 어깨관절glenohu-meral joint 탈구, 위팔뼈목 골절<br>- 어깨세모근의 약화 |
| 근육피부신경<br>musculoc-utaneous nerve | C5-7 | 부리위팔근<br>위팔두갈래근<br>위팔근 | 아래팔피부신경: 앞신경가지, 뒤신경가지<br>앞신경가지: 아래팔의 앞가쪽 피부<br>뒤신경가지: 아래팔의 뒤가쪽 피부 | 어깨관절에서 위팔의 굽힘, 아래팔의 팔꿉관절뒤침 | 손상기전: 위팔뼈골절, 신경통성 근위축증 환자<br>- 팔꿉관절굽힘의 약화 |
| 노신경<br>radial nerve | C5-T1 | 위팔: 위팔세갈래근, 팔꿈치근, 손뒤침근, 위팔노근<br><br>아래팔: 외인성폄근 | 위팔<br>- 뒤위팔피부신경: 위팔 뒤쪽 피부<br>- 아래가쪽위팔피부신경: 위팔의 아래 가쪽 피부<br>아래팔<br>- 뒤아래팔피부신경: 아래팔 후방피부, 손<br>- 얕은신경가지: 손의 뒤쪽 | 팔꿉관절 폄, 손목과 손가락관절의 폄 | 손상기전: 위팔뼈간 골절(노신경 열구)<br>- 손목처짐wrist drop: 중력에 대항하여 손을 들어올릴 수 없고 쥐는 힘이 약함 |
| 정중신경<br>median nerve | C5-T1 | 팔꿈치: 원엎침근, 노쪽손목굽힘근, 긴손바닥근, 얕은손가락굽힘근<br>아래팔: 깊은손가락굽힘근 가쪽절반, 긴엄지굽힘근, 네모엎침근<br>손: 엄지두덩근(엄지모음근 제외), 벌레근의 가쪽절반 | 피부신경가지: 엄지, 가쪽 2½ 손가락의 바닥쪽 피부, 가쪽 2½ 손가락의 끝마디뼈 피부 | 아래팔의 엎침 손목과 손가락의 굽힘, 엄지의 움직임, 손허리손 가락관절에서 집게손가락과 가운데손가락의 굽힘 | 손목굴증후군 Carpal tunnel syndrome: 손목굴 내 정중신경의 압박(통증, 무감각, 저린감) |
| 자신경<br>ulnar nerve | C8-T1 | 아래팔: 자쪽손목굽힘근, 깊은손가락굽힘근의 안쪽 절반<br>손: 깊은신경가지를 통해 새끼두덩근, 손바닥, 등쪽뼈사이근, 벌레근의 안쪽절반, 엄지모음근 | 얕은신경가지: 손의 앞, 뒤쪽 피부(손의 안쪽면, 반지손가락, 새끼손가락) | 손목에서 손의 굽힘과 모음, 손가락의 굽힘 | 손상기전: 안쪽위관절융기 주위의 외상 또는 포착 등의 팔꿉관절 손상<br>- 갈퀴손claw hand: 벌레근의 마비로 인한 새끼손가락, 반지손가락의 굽힘변형과 손허리손가락의 과다폄 |

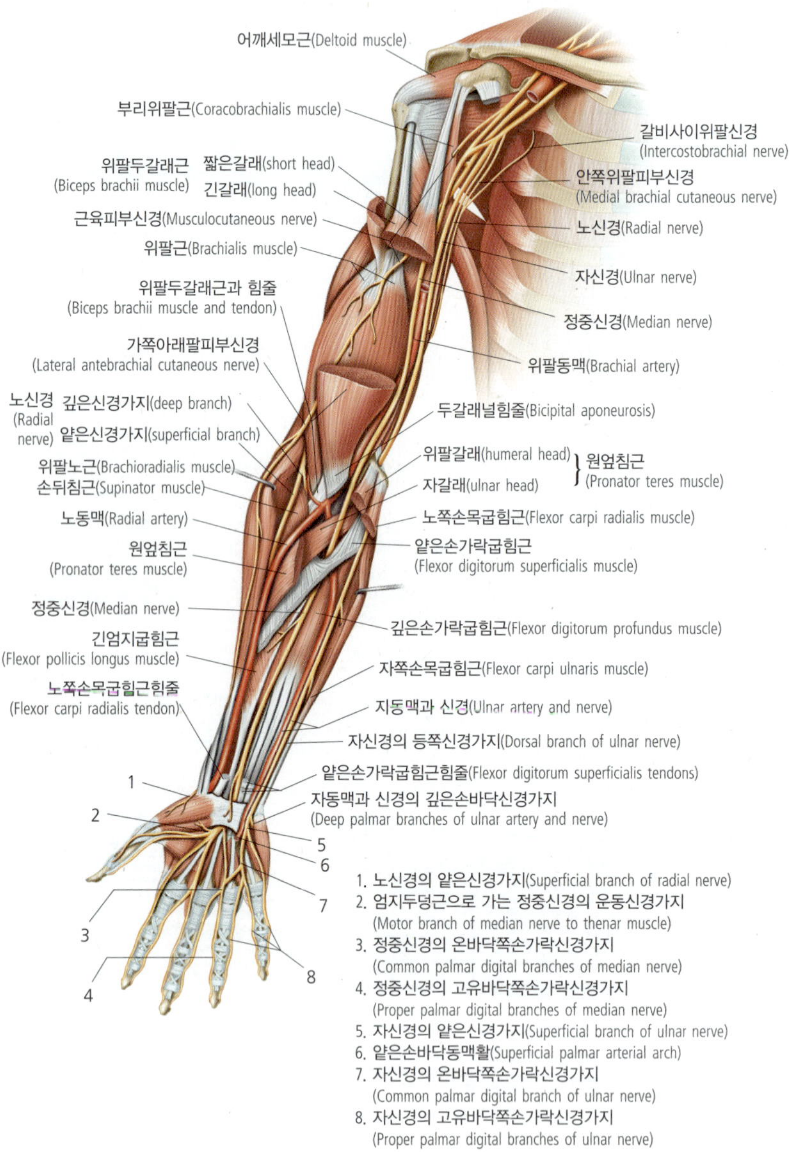


**그림 7-1. 주요 팔 말초신경의 해부학적 위치** *(Ch 07, p71 참고)*

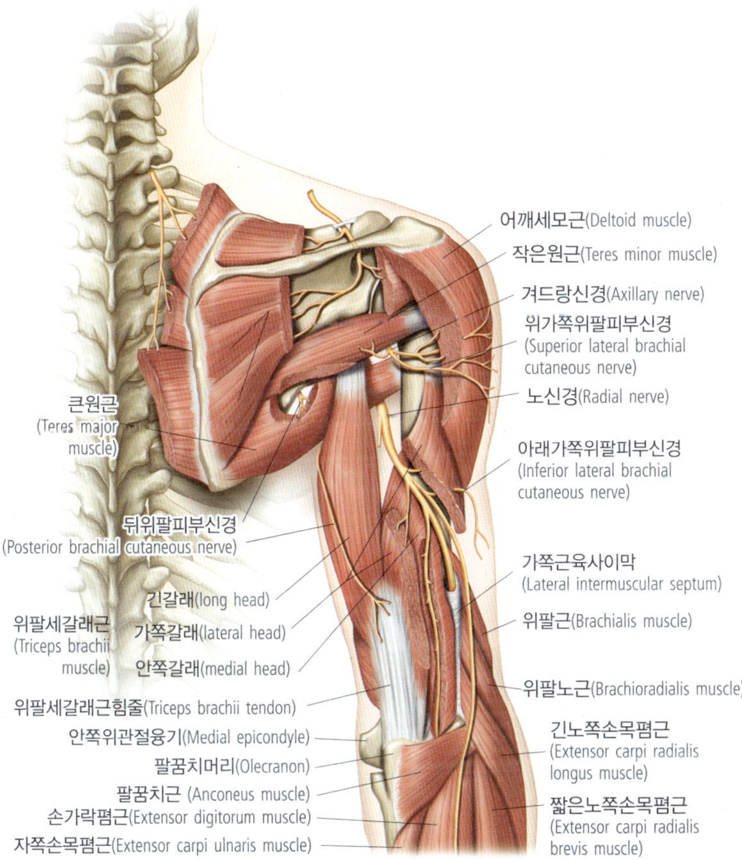


그림 7 2. **겨드랑신경과 노신경의 해부학적 위치** *(Ch 07, p72 참고)*

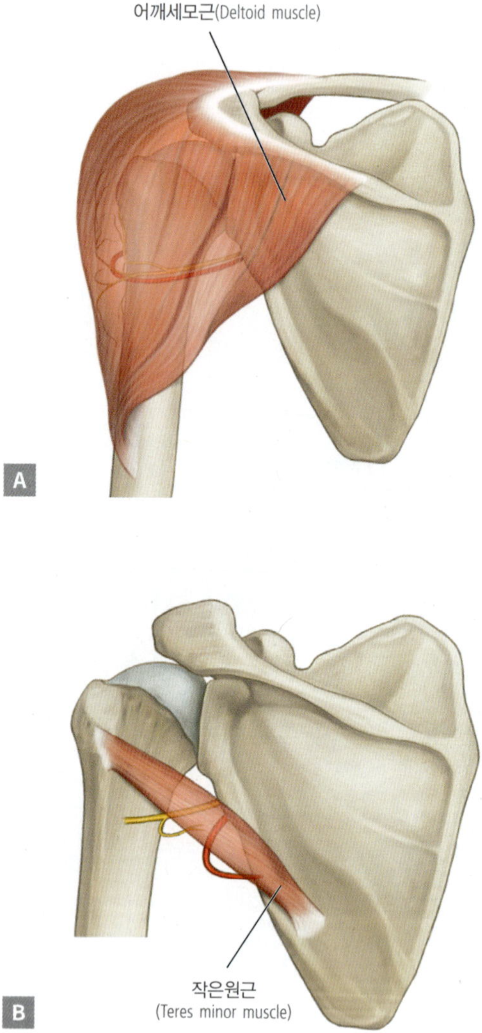


**그림 7-3. 겨드랑신경의 주요 지배근육** (A) 어깨세모근: 어깨관절의 벌림, (B) 작은원근: 위팔갈래의 모음, 가쪽돌림. *(Ch 07, p72 참고)*

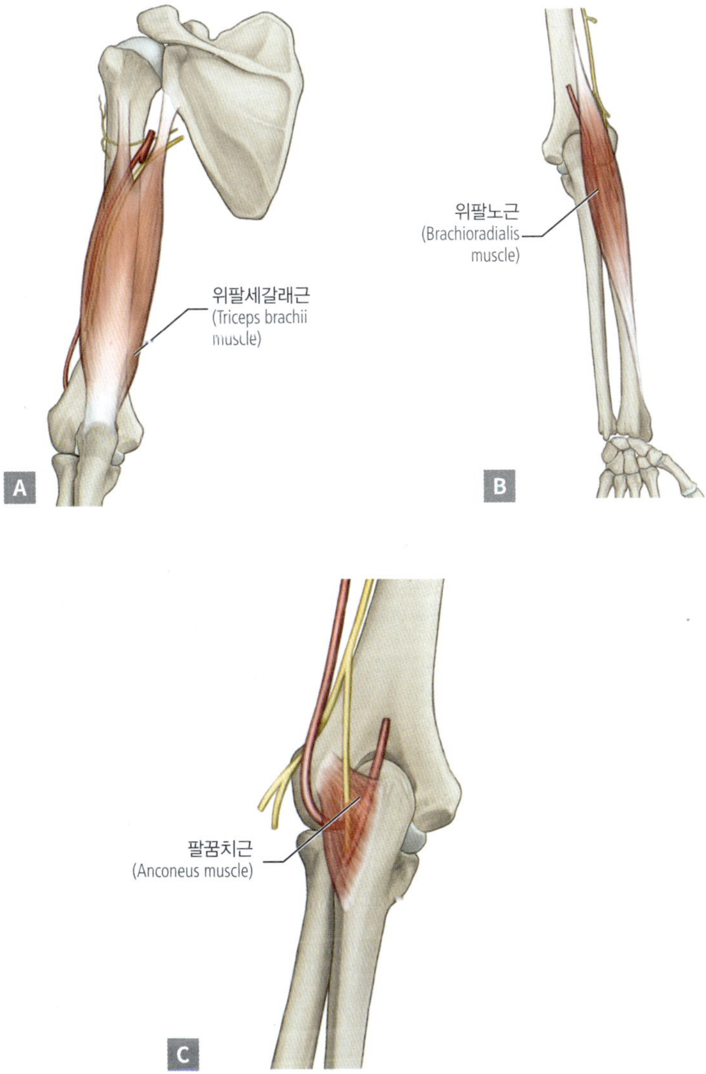


**그림 7-4. 노신경의 주요 지배근육** (A) 위팔세갈래근: 팔꿉관절의 폄, (B) 위팔노근: 팔꿉관절의 굽힘, (C) 팔꿈치근: 팔꿉관절의 작은안정기(minor stabilizer) *(Ch 07, p70 참고)*

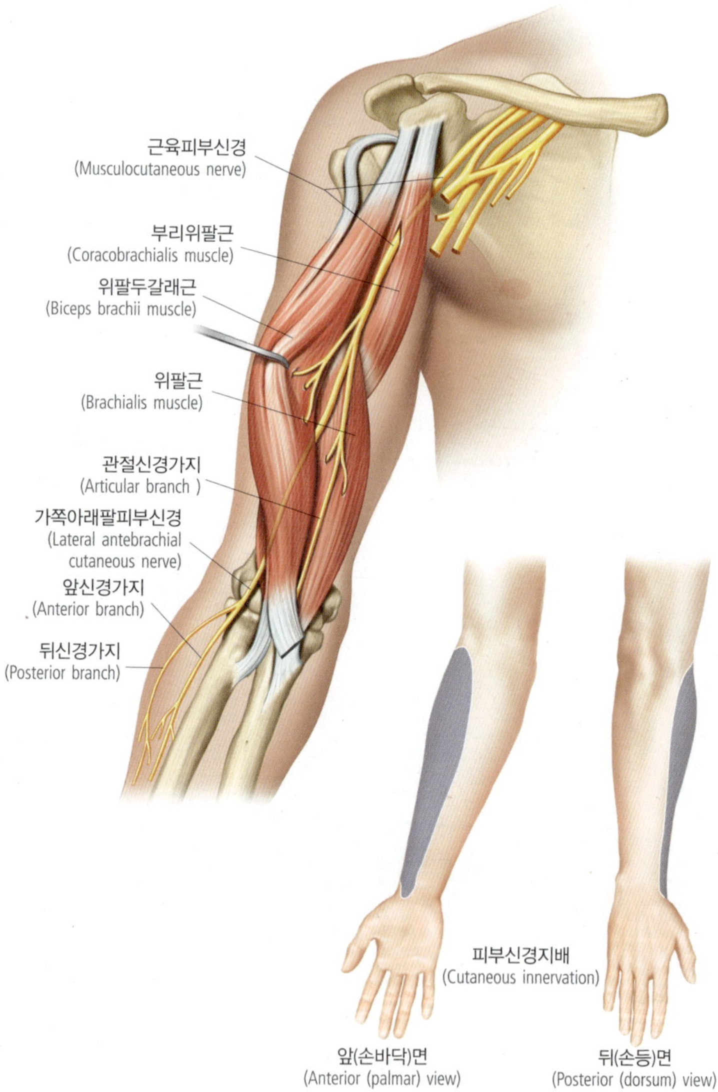


**그림 7-5. 근육피부신경의 해부학적 위치와 피부신경지배** *(Ch 07, p73 참고)*

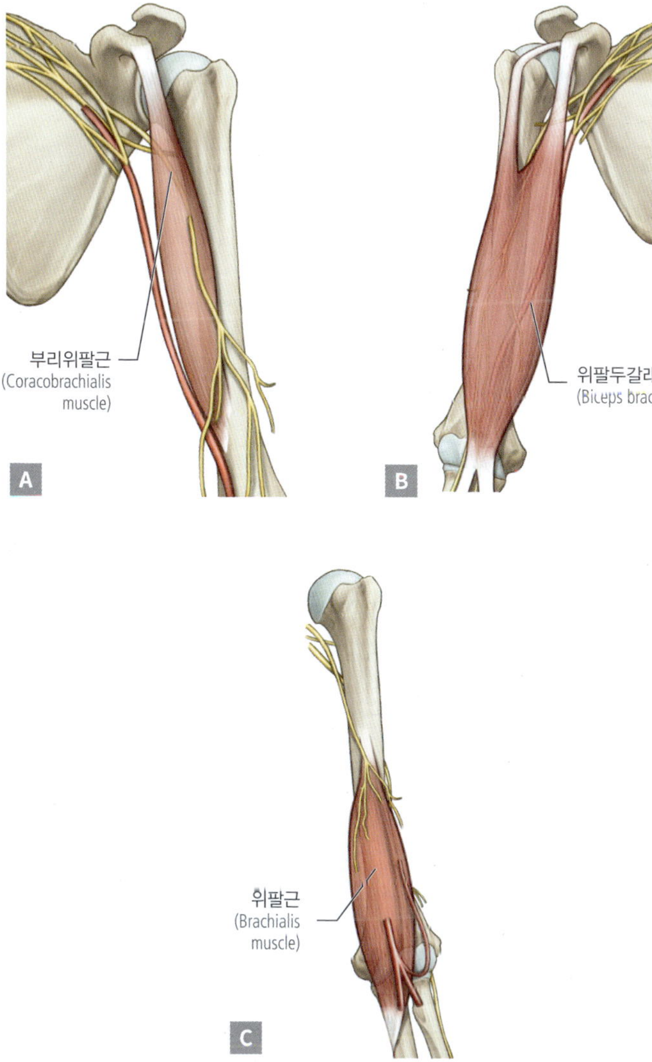


그림 7 0. **근육피부신경의 주요 지배근육** (A) 부리위팔근: 어깨관절의 안쪽돌림, 굽힘, 모음, (B) 위팔두갈래근: 팔꿉관절의 굽힘; 아래팔의 뒤침, (C) 위팔근: 팔꿉관절의 굽힘. *(Ch 07, p74 참고)*

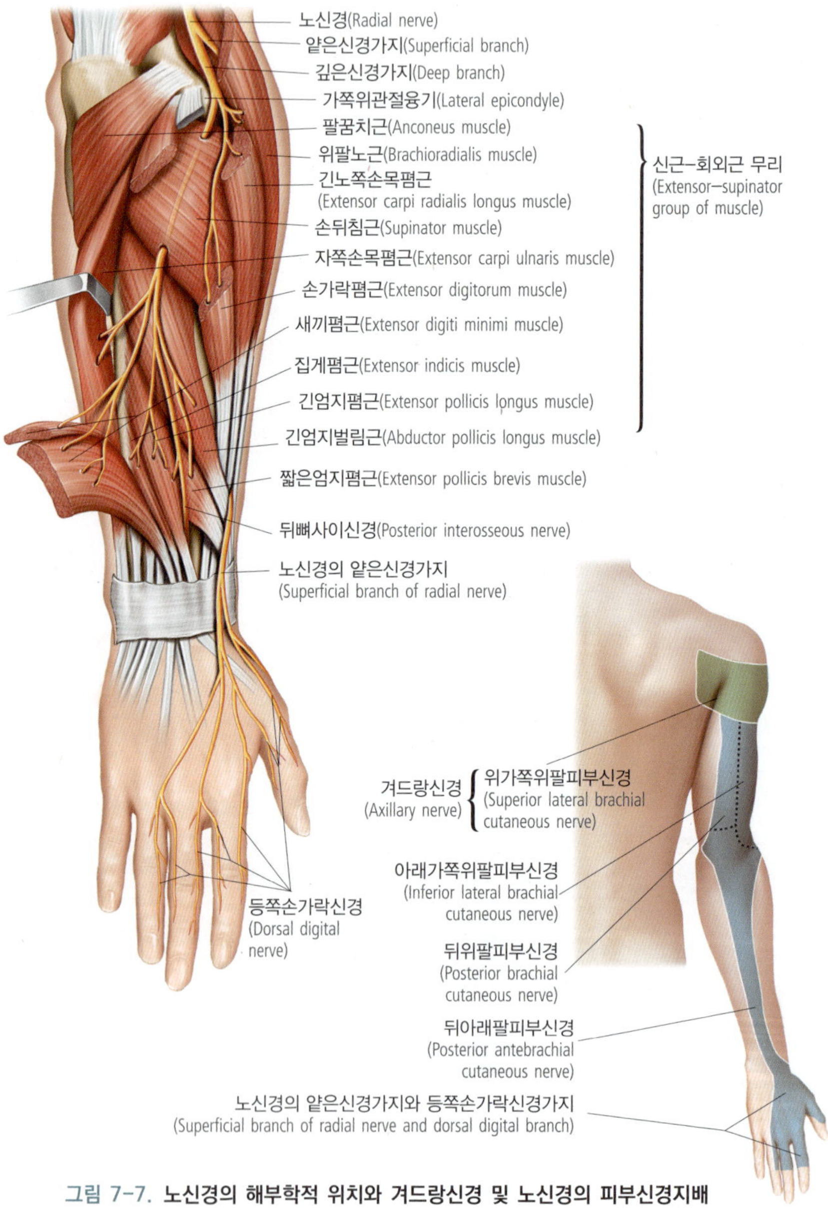


그림 7-7. **노신경의 해부학적 위치와 겨드랑신경 및 노신경의 피부신경지배**

*(Ch 07, p74 참고)*

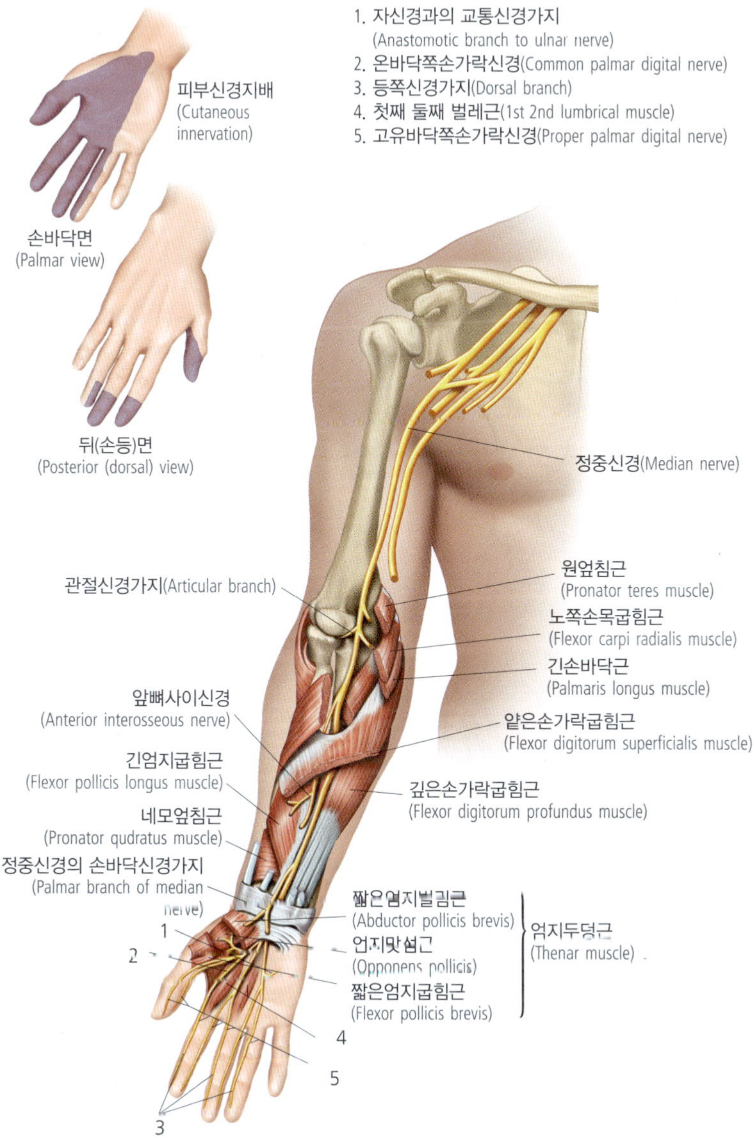


**그림 7-8. 정중신경의 해부학적 위치와 피부신경지배** *(Ch 07, p75 참고)*

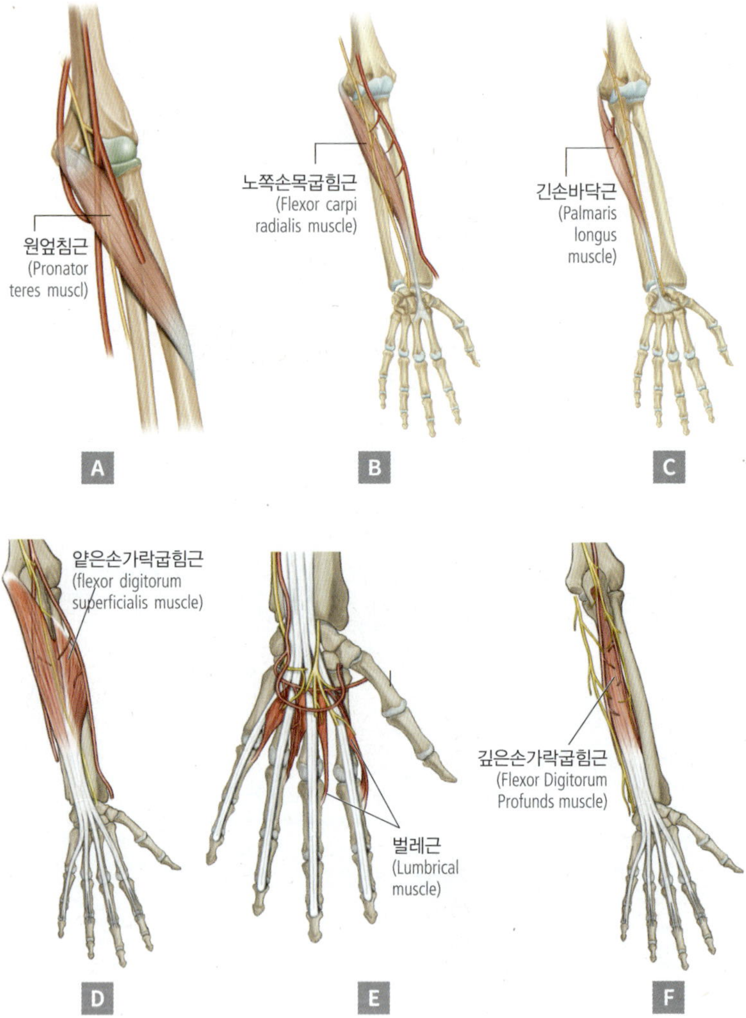


**그림 7-9. 정중신경의 주요 지배근육.** (A) 원엎침근: 아래팔의 엎침, (B) 노쪽손목굽힘근: 손목관절의 굽힘; 손목관절의 엎침과 벌림의 보조, (C) 긴손바닥근: 손목관절의 굽힘, (D) 얕은 손가락굽힘근: 안쪽 네 손가락의 중간 및 몸 쪽 손가락뼈의 굽힘; 손목관절의 굽힘, (E) 첫째, 둘째 벌레근: 손허리손가락관절에서 둘째, 셋째 손가락의 굽힘; 손가락뼈사이관절에서 둘째, 셋째 손가락의 폄, (F) 깊은손가락굽힘근의 안쪽부위: 안쪽 네 손가락의 종말손가락뼈의 굽힘; 손목관절의 굽힘 *(Ch 07, p76 참고)*

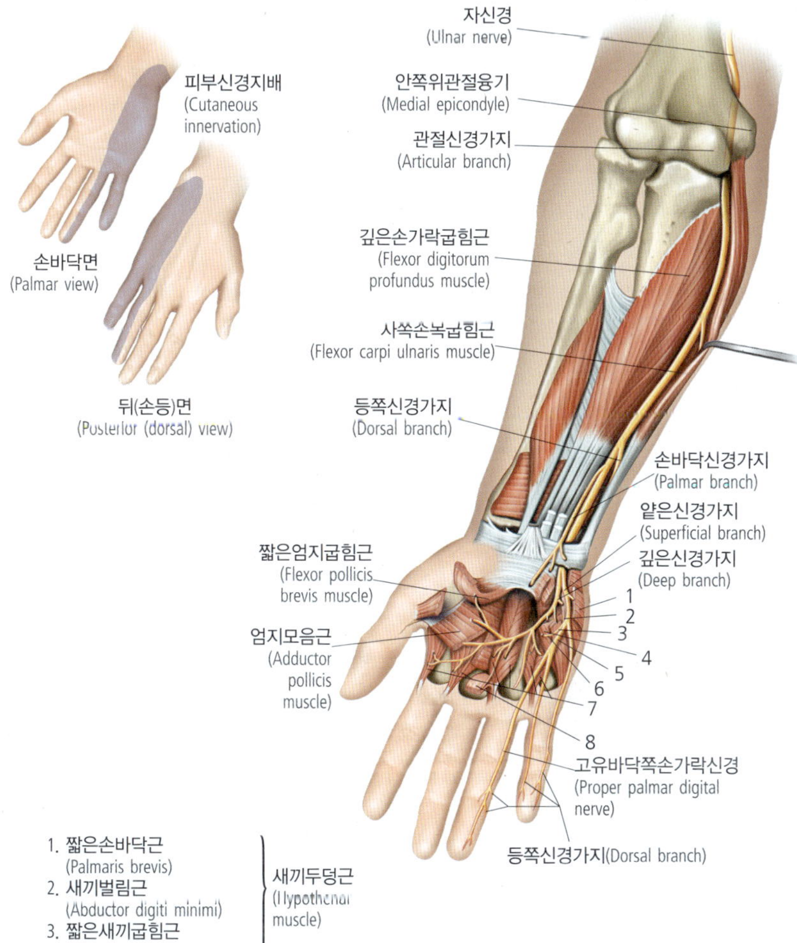


1. 짧은손바닥근 (Palmaris brevis)
2. 새끼벌림근 (Abductor digiti minimi)
3. 짧은새끼굽힘근 (Flexor digiti minimi brevis)
4. 새끼맞섬근 (Opponens digiti minimi)

(1–4: 새끼두덩근 (Hypothenar muscle))

5. 온바닥쪽손가락신경 (Common palmar digital nerve)
6. 정중신경과의 교통가지 (Anastomotic branch to median nerve)
7. 손바닥쪽, 등쪽뼈사이근 (Palmar and dorsal interosseous muscle)
8. 셋째, 넷째 벌레근($3^{rd}$ and $4^{th}$ lumbrical muscle)

**그림 7-10. 자신경의 해부학적 위치와 피부신경지배** *(Ch 07, p77 참고)*

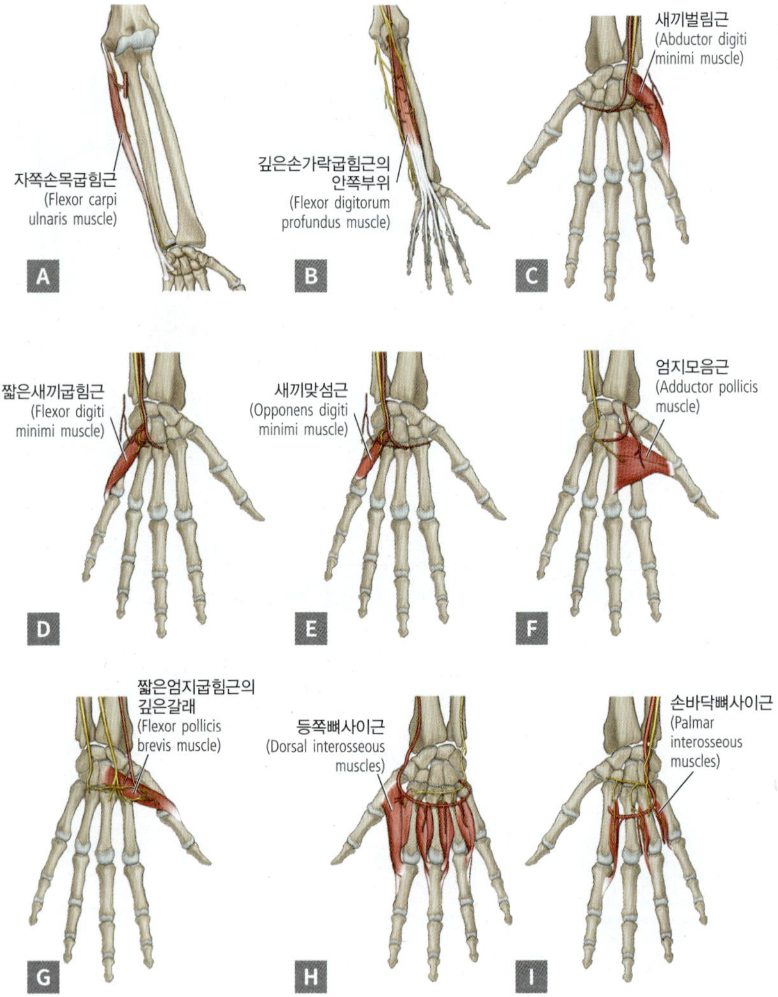


그림 7-11. **자신경의 주요 지배근육** (A) 자쪽손목굽힘근: 손목관절의 굽힘, 모음, (B) 깊은손가락굽힘근의 안쪽부위: 안쪽 네 손가락의 종말손가락뼈의 굽힘; 손목관절의 굽힘, (C) 새끼벌림근: 다섯째 손가락 손허리손가락관절의 벌림, (D) 짧은새끼굽힘근: 다섯째 손가락 손허리손가락관절의 굽힘, (E) 새끼맞섬근: 손바닥 방향으로 다섯째 손가락 손허리관절의 당김, (F) 엄지모음근: 엄지손가락의 모음, (G) 짧은엄지굽힘근의 깊은갈래: 엄지손가락 손목손허리관절의 굽힘 및 맞섬; 엄지손가락 손허리손가락관절의 굽힘, (H) 등쪽뼈사이근: 손가락들의 벌림, (I) 손바닥뼈사이근: 둘째-넷째 손가락 손허리손가락관절의 굽힘; 둘째-넷째 손가락 몸쪽, 먼쪽 손가락뼈사이관절의 폄, 모음. *(Ch 07, p78 참고)*

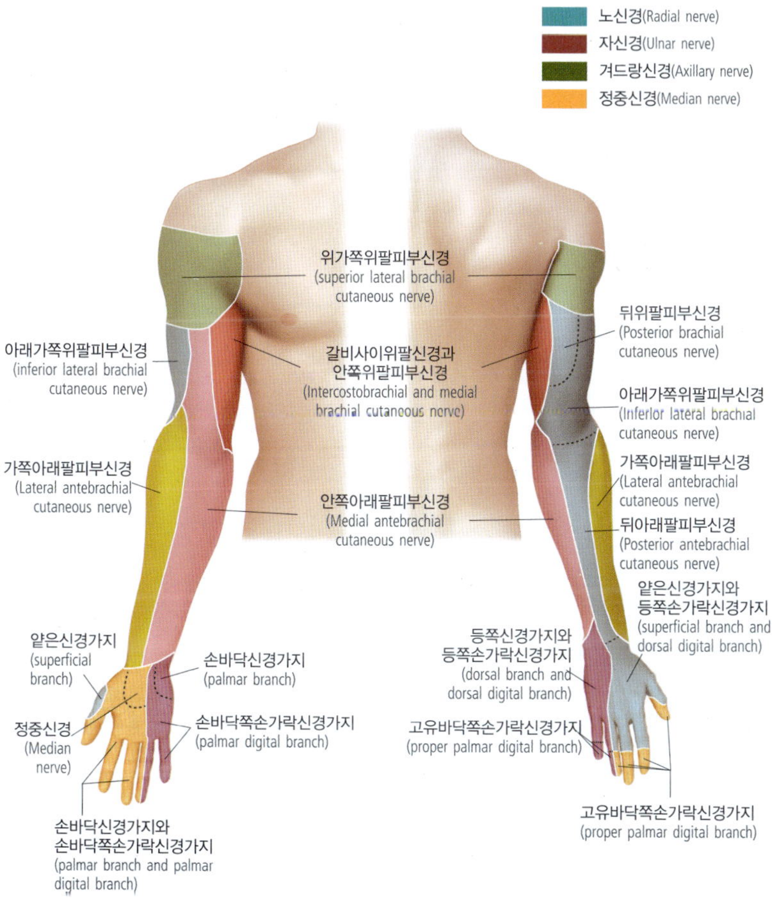


**그림 7-12. 주요 팔 말초신경의 피부신경지배** *(Ch 07, p79 참고)*

**표 7-2. 다리의 주요 말초신경들** *(Ch 07, p81 참고)*

| 신경 | 신경뿌리 | 운동신경분포 | 감각신경분포 | 운동기능 | 신경병변 |
|---|---|---|---|---|---|
| 넙다리신경<br>femoral nerve | L2-4 | 엉덩허리근, 두덩근, 넙다리빗근, 넙다리네갈래근 | 넙다리, 종아리의 앞쪽, 안쪽면 피부, 발뒤쪽부위 | 엉덩관절의 굽힘, 무릎관절의 폄 | 넙다리신경 신경병증<br>- 넙다리, 무릎, 종아리의 감각변화<br>- 무릎 또는 종아리의 근력약화: 계단 오르내리기 어려움 |
| 궁둥신경<br>sciatic nerve | L4-S3 | 넙다리뒤근육(반힘줄모양근, 반막모양근, 넙다리두갈래근)<br>정강신경: 종아리 뒤쪽과 발바닥의 근육들<br>온종아리신경: 종아리 앞쪽, 가쪽의 근육들 | 발과 종아리 전체(안쪽면 제외)의 피부 | 넙다리의 모음, 안쪽돌림, 엉덩관절의 폄, 무릎관절의 굽힘 | 궁둥신경 신경병증<br>- 발, 발목, 무릎관절굽힘의 근력약화, 아킬레스건반사의 소실<br>- 발과 무릎 아래 가쪽종아리의 감각소실<br>- 궁둥신경통(sciatica): 궁둥신경 분포를 따라 통증적 감각이상 |
| 종아리신경<br>peroneal nerve | L4-S2 | 얕은종아리신경: 종아리 가쪽의 근육들(긴종아리근, 짧은종아리근)<br>깊은종아리신경: 종아리 앞쪽의 근육들(앞정강근, 긴엄지폄근, 긴발가락폄근, 셋째종아리근) | 온종아리신경: 종아리 위쪽의 앞쪽, 가쪽의 피부<br>얕은종아리신경: 종아리 먼쪽부분 ⅓의 피부, 발등<br>깊은종아리신경: 첫째, 둘째 발가락 사이 피부. | 얕은종아리신경: 발의 뒤집힘과 발바닥굽힘<br>깊은종아리신경: 발의 등쪽굽힘, 발가락의 폄 | 종아리신경 마비<br>- 발처짐(foot drop): 발 뒤집힘과 발바닥 굽힘의 약화<br>- 뒤가쪽 발과 종아리의 감각소실 |
| 정강신경<br>tibial nerve | L4-S3 | 장딴지근, 다리오금근, 장딴지빗근, 가자미근,<br>가자미근 아래: 뒤정강근, 긴발가락굽힘근, 긴엄지굽힘근<br>안쪽발바닥신경: 엄지벌림근, 짧은발가락굽힘근, 짧은엄지굽힘근, 첫째벌레근<br>가쪽발바닥신경: 발바닥네모근, 짧은새끼굽힘근, 엄지모음근, 뼈 사이근, 세개의 벌레근, 새끼벌림근 | 안쪽발바닥신경: 발바닥 안쪽, 안쪽 3½ 발가락<br>가쪽발바닥신경: 발바닥 가쪽, 가쪽 1½ 발가락 | 발의 발바닥굽힘, 안쪽번짐, 발가락의 굽힘 | 정강신경 신경병증<br>- 발바닥과와 발가락의 감각변화, 통증<br>- 발 근육들, 발가락의 근력약화 |
| 장딴지신경<br>sural nerve | - | - | 종아리 뒤가쪽 피부, 발과 새끼발가락 가쪽피부 | - | 장딴지신경 신경병증<br>- 종아리 뒤가쪽의 감각변화, 통증 |

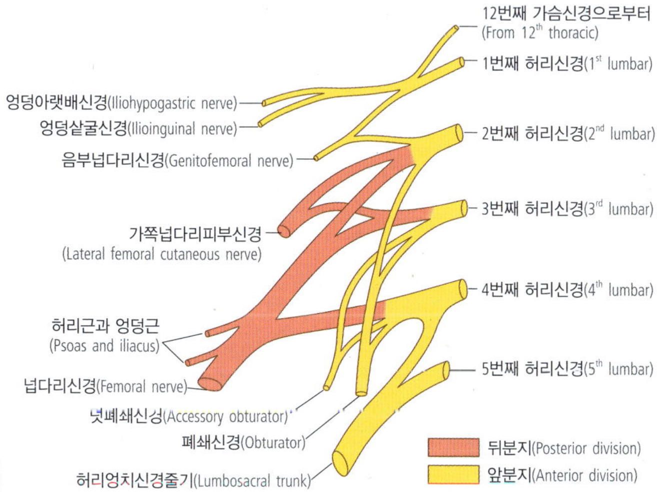


A

허리신경얼기(Lumbar plexus)

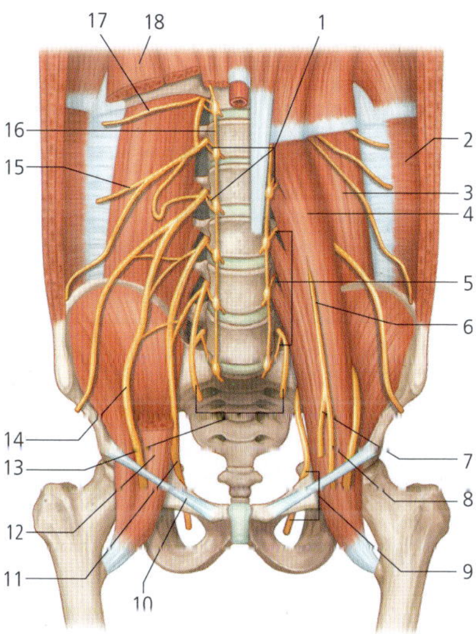

B

1. 백색과 회색 교통가지
   (White and gray rami communicantes)
2. 배가로근(Transversus abdominis muscle)
3. 허리네모근(Quadratus lumborum muscle)
4. 큰허리근(Psoas major muscle)
5. 회색교통가지(Gray rami communicantes)
6. 엉덩근(Iliacus muscle)
7. 음부넙다리신경의 음부신경가지
   (Genital branch of genitofemoral nerve)
8. 음부넙다리신경의 넙다리신경가지
   (Femoral branch of genitofemoral nerve)
9. 폐쇄신경(Obturator nerve)
10. 샅열구인대(Inguinal ligament)
11. 폐쇄신경(Obturator nerve)
12. 큰허리근(Psoas major muscle)
13. 허리엉치신경줄기(Lumbosacral trunks)
14. 넙다리신경(Femoral nerve)
15. 엉덩아랫배신경(Iliohypgastric nerve)
16. 교감신경줄기(Sympathetic trunk)
17. 갈비밑신경(12번째)
    (Subcostal nerver (T12))
18. 가로막(Diaphragm)

그림 7-14. **허리신경얼기의 해부학적 위치** *(Ch 07, p82 참고)*

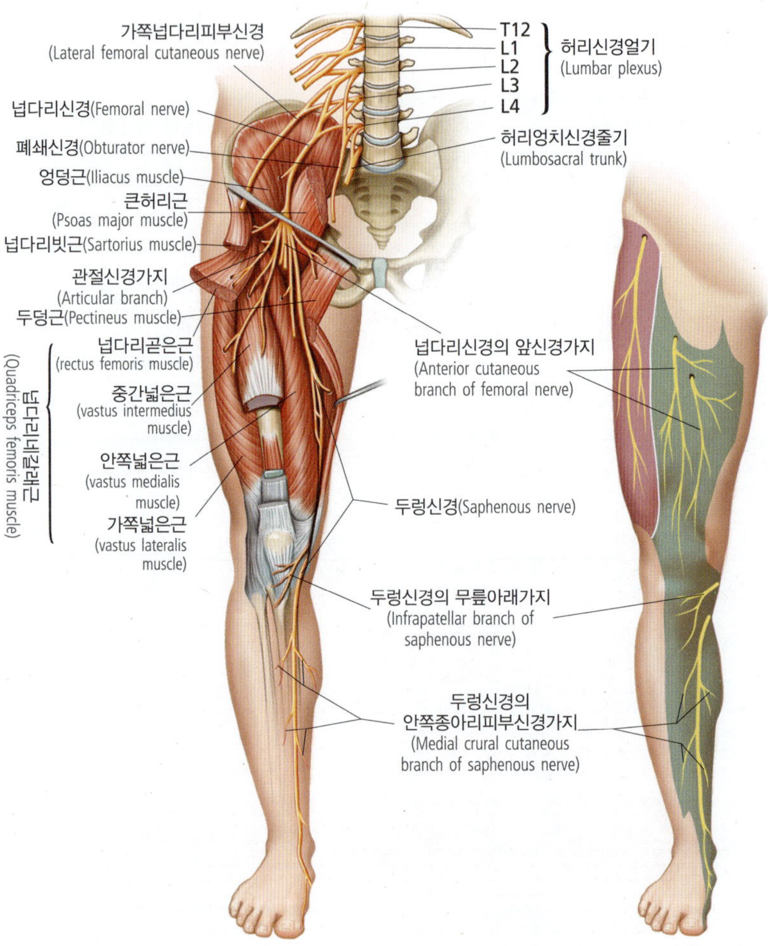


그림 7-15. **넙다리신경의 해부학적 위치와 피부신경지배** *(Ch 07, p83 참고)*

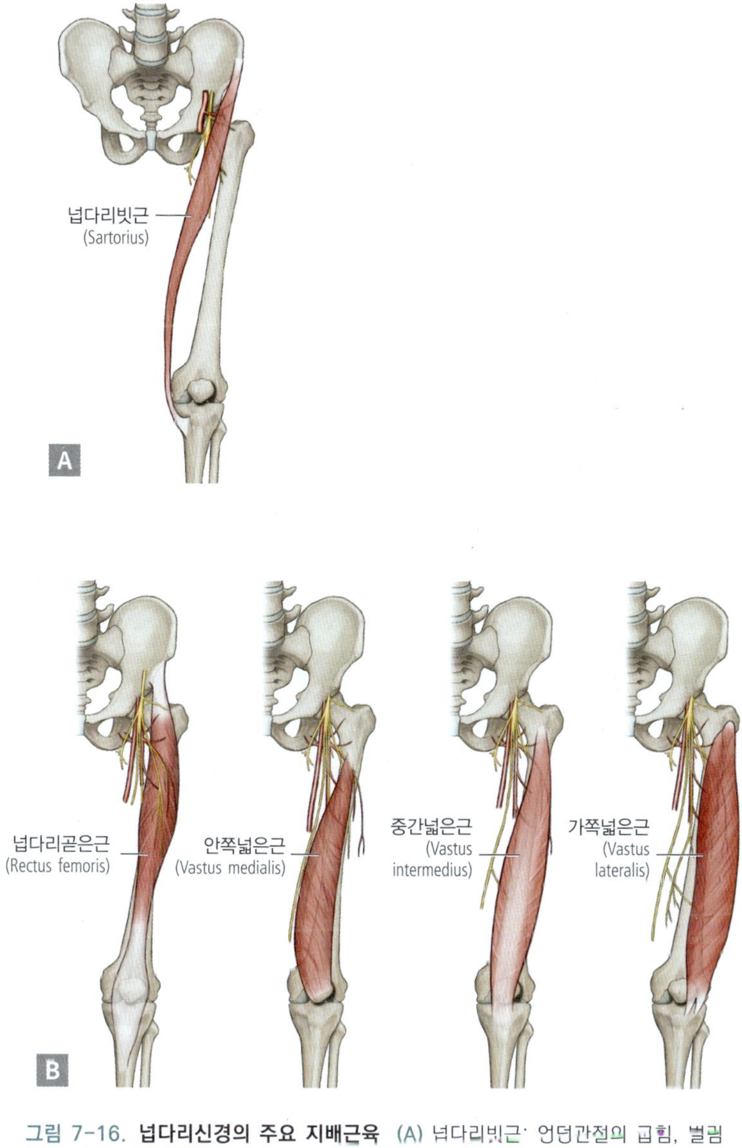


그림 7-16. **넙다리신경의 주요 지배근육** (A) 넙다리빗근: 엉덩관절의 굽힘, 벌림 (B) 넙다리네갈래근(넙다리곧은근, 안쪽넓은근, 중간넓은근, 가쪽넓은근): 무릎관절의 폄. *(Ch 07, p84 참고)*

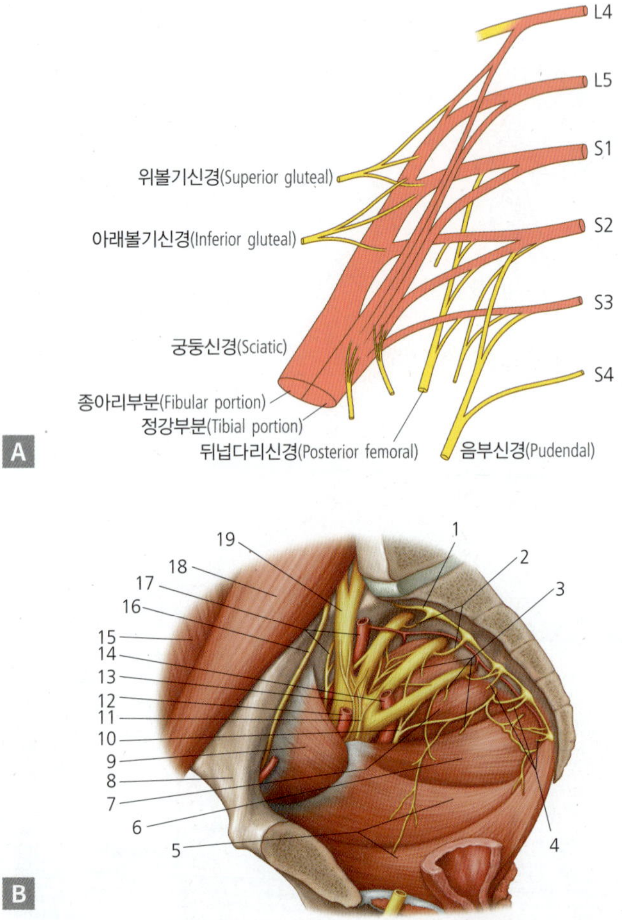


1. 교감신경줄기(Sympathetic trunk)
2. 회색교통가지(Gray rami communicantes)
3. 골반내장신경(골반신경얼기로의 부교감신경)
   (Pelvic splanchnic nerves(parasympathetic to pelvic plexus))
4. 엉치내장신경(골반신경얼기로의 교감신경)
   (Sacral splachnic nerves(sympathetic to pelvic plexus))
5. 항문올림근(Levator ani muscle)
6. 꼬리근(Coccygeal muscle)
7. 궁둥구멍근(Piriformis muscle)
8. 위두덩뼈가지(Superior pubic ramus)
9. 속폐쇄근(Obturator internus muscle)
10. 음부신경(Pudendal nerve)
11. 속폐쇄근신경
    (Nerve to obturator internus muscle)
12. 속음부동맥(Internal pudendal artery)
13. 넙다리네모근신경
    (Nerve to quadratus femoris muscle)
14. 아래볼기동맥(Inferior gluteal artery)
15. 엉덩근(Iliacus muscle)
16. 폐쇄신경(Obturator nerve)
17. 위볼기동맥과 신경
    (Superior gluteal artery and nerve)
18. 큰허리근(Psoas major muscle)
19. 허리엉치신경줄기(Lumbosacral trunk)

그림 7-17. **엉치신경얼기의 해부학적 위치** *(Ch 07, p85 참고)*

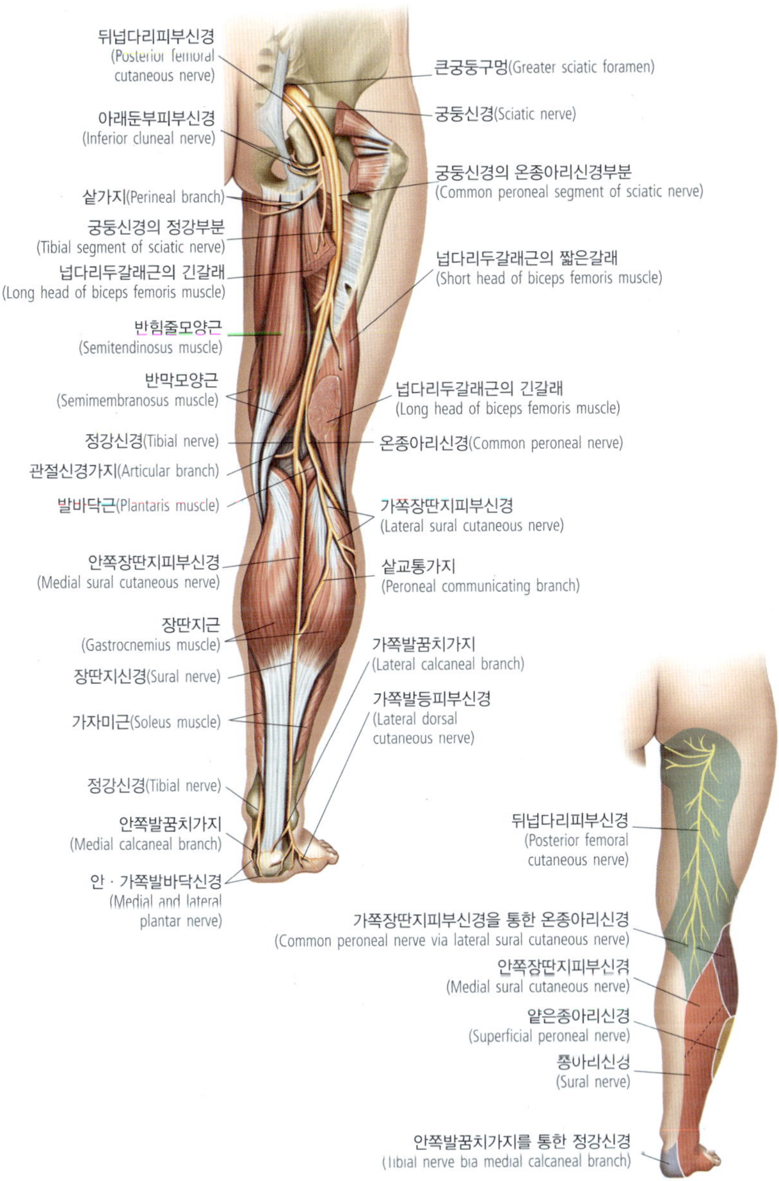


**그림 7-18. 궁둥신경의 해부학적 위치와 피부신경지배** *(Ch 07, p86 참고)*

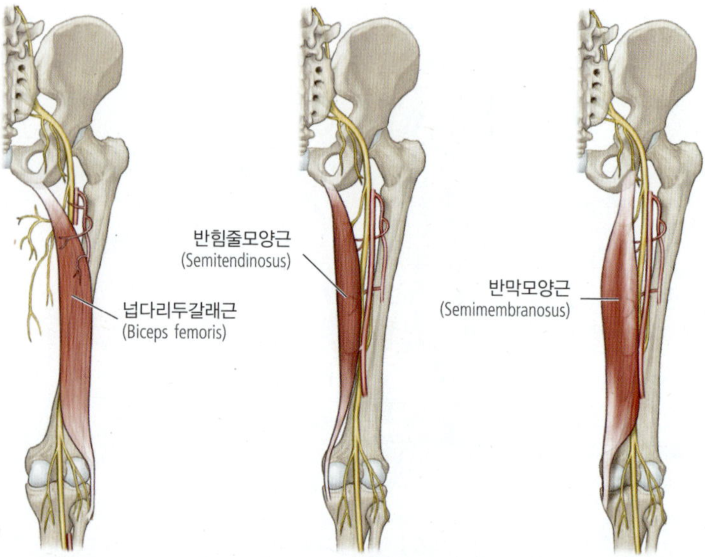


그림 7-19. **궁둥신경의 주요 지배근육** 넙다리뒤근육(넙다리두갈래근, 반힘줄모양근, 반막모양근): 무릎관절의 굽힘. *(Ch 07, p87 참고)*

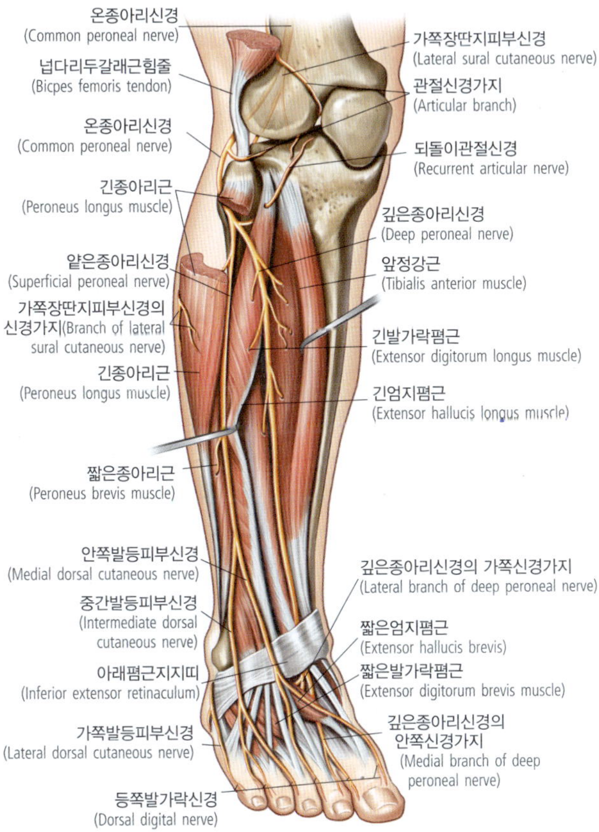


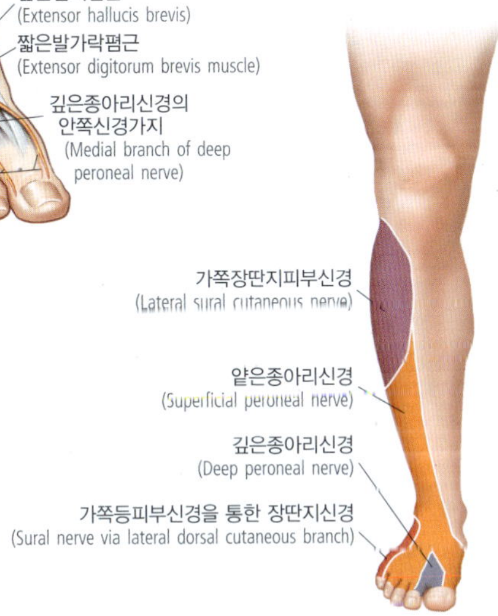


**그림 7-20. 종아리신경의 해부학적 위치와 장딴지신경 및 종아리신경의 피부신경지배**
*(Ch 07, p88 참고)*

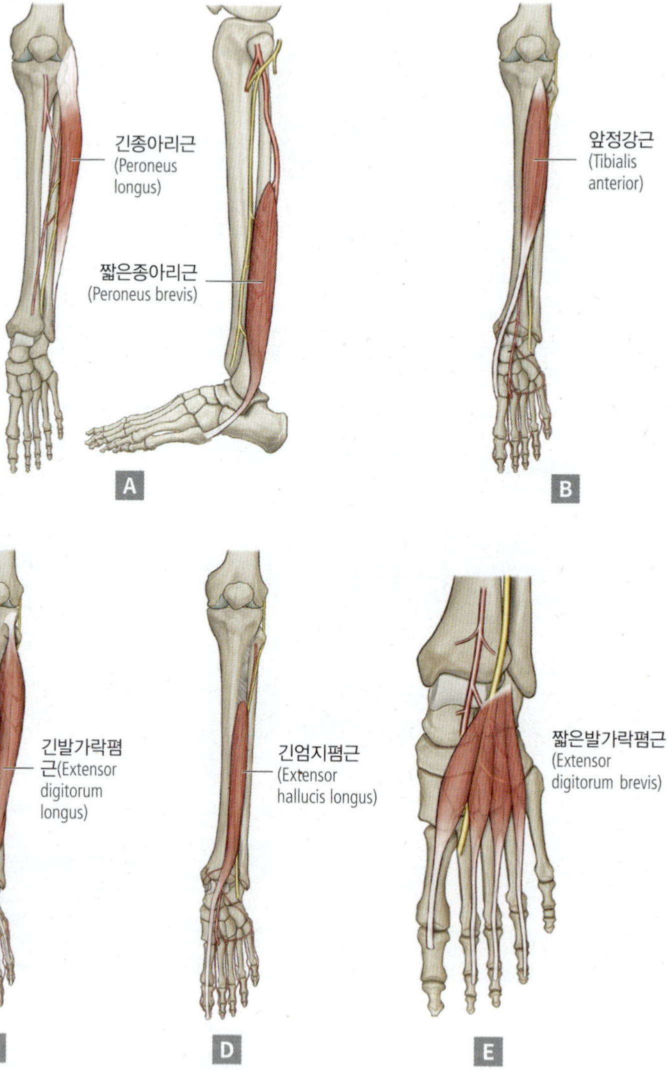


그림 7-21. **종아리신경의 주요 지배근육** (A) 긴종아리근, 짧은종아리근: 발목관절의 발바닥쪽굽힘; 목말밑관절의 뒤집힘, (B) 앞정강근: 발목관절의 발등굽힘, (C) 긴발가락폄근: 발목관절의 발등굽힘; 둘째~다섯째 발가락 발허리발가락관절의 폄, (D) 긴엄지폄근: 발목관절의 발등굽힘; 엄지발가락 발허리발가락관절의 폄, (E) 짧은발가락폄근: 둘째-다섯째 발가락 발허리발가락관절의 폄. *(Ch 07, p89 참고)*

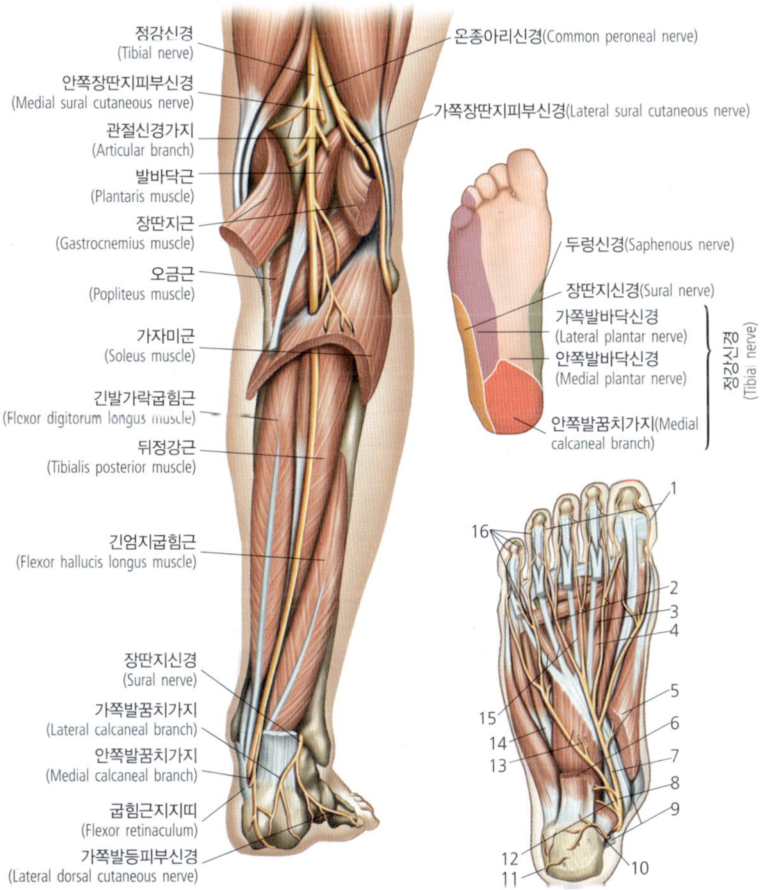


1. 고유바닥쪽발가락신경(Proper plantar digital nerve)
2. 온바닥쪽발가락신경(Common plantar digital nerve)
3. 첫째 벌레근과 신경(1st lumbrical muscle and nerve)
4. 짧은엄지굽힘근과 신경
(Flexor hallucis brevis muscle and nerve)
5. 엄지벌림근과 신경(Abductor hallucis muscle and nerve)
6. 짧은발가락굽힘근과 신경
(Flexor digitorum brevis muscle and nerve)
7. 안쪽발바닥신경(Medial plantar nerve)
8. 정강신경(Tibial nerve)
9. 굽힘근지지띠(Flexor retinaculum)
10. 안쪽발꿈치가지(Medial calcaneal branch)
11. 장딴지신경의 가쪽발꿈치가지
(Lateral calcaneal branch of sural nerve)
12. 가쪽발바닥신경(Lateral plantar nerve)
13. 발바닥네모근과 신경
(Quadratus plantae muscle and nerve)
14. 새끼벌림근(Abductor digiti minimi muscle)
15. 둘째 셋째 넷째 벌레근
(2nd 3rd 4th lumbrical muscle)
16. 온바닥쪽발가락신경과 고유바닥쪽발가락신경
(Common and proper plantar digital nerve)

**그림 7-22. 정강신경의 해부학적 위치와 피부신경지배** *(Ch 07, p90 참고)*

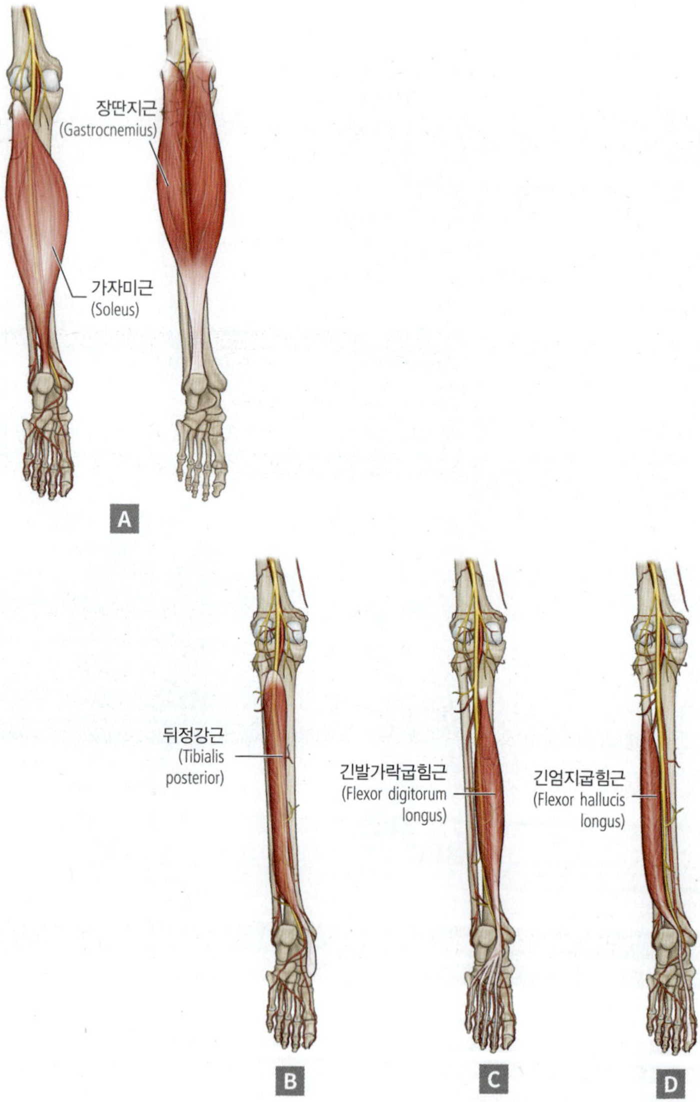


그림 7-23. **정강신경의 주요 지배근육** (A) 종아리세갈래근(가자미근, 장딴지근): 발목관절의 발바닥쪽굽힘, (B) 뒤정강근: 발목관절의 발바닥쪽굽힘; 목말밑관절의 안쪽번짐, (C) 긴발가락굽힘근: 둘째-다섯째 발가락 발허리발가락관절과 발가락뼈사이관절의 발바닥쪽굽힘, (D) 긴엄지굽힘근: 엄지발가락의 발바닥쪽굽힘. *(Ch 07, p91 참고)*

SECTION

# 03

# 척추의 생체역학

# 08 척추의 생체역학

**표 8-1. 경추 관절의 평균 운동각** *(Ch 08, p98 참고)*

| | 굴곡-신전(°) | 측굴(°) | 회전(°) |
|---|---|---|---|
| C0-C1 | 25 | 5 | 5 |
| C1-C2 | 20 | 5 | 40 |
| C2-C3 | 10 | 10 | 3 |
| C3-C4 | 15 | 11 | 7 |
| C4-C5 | 20 | 11 | 7 |
| C5-C6 | 20 | 8 | 7 |
| C6-C7 | 17 | 7 | 6 |
| C7-T1 | 9 | 4 | 2 |

표 8-2. **흉추 관절의 평균 운동각**(Ch 08, p99 참고)

| | 굴곡-신전(°) | 측굴(°) | 회전(°) |
|---|---|---|---|
| T1-T2 | 4 | 5 | 9 |
| T2-T3 | 4 | 6 | 8 |
| T3-T4 | 4 | 5 | 8 |
| T4-T5 | 4 | 6 | 8 |
| T5-T6 | 4 | 6 | 8 |
| T6-T7 | 5 | 6 | 7 |
| T7-T8 | 6 | 6 | 7 |
| T8-T9 | 6 | 6 | 6 |
| T9-T10 | 6 | 6 | 4 |
| T10-T11 | 9 | 7 | 2 |
| T11-T12 | 12 | 9 | 2 |
| T12-L1 | 12 | 8 | 2 |

표 8-3. **요추 관절의 평균 운동각**(Ch 08, p99 참고)

| | 굴곡-신전(°) | 측굴(°) | 회전(°) |
|---|---|---|---|
| L1-L2 | 12 | 6 | 2 |
| L2-L3 | 14 | 6 | 2 |
| L3-L4 | 15 | 8 | 2 |
| L4-L5 | 16 | 6 | 2 |
| L5-S1 | 17 | 3 | 1 |

SECTION

# 04

# 척추 환자의 평가

# 10 병력청취 및 신경학적 검사

표 10-3. 운동 마비의 용어 정의 *(Ch 10, p116 참고)*

| | |
|---|---|
| 편마비hemiplegia | 연축성 또는 이완성으로 한쪽 상하지의 마비 |
| 단마비monoplegia | 사지 중 한부위에 마비 |
| 양측마비diplegia | 양측 상지나 하지에 마비 |
| 대마비 양하지마비paraplegia | 양측 하지의 대칭성 마비 |
| 사지마비<br>quadriplegia, tetraplegia | 사지 모두의 마비 |
| 교대성 편마비<br>hemiplegia alternans | 하나 이상의 뇌신경 마비와 반대 측 상 하지의 마비 동반 |
| 부전마비paresis | 마비보다는 약해져 있는 상태 |

표 10-4. 경추 추간판 탈출 부위 감별 *(Ch 10, p122 참고)*

| | 경추 제4/5 | 경추 제5/6 | 경추 제6/7 | 경추 제7/<br>흉추 제1 |
|---|---|---|---|---|
| 압박<br>신경근 | 제5 신경근 | 제6 신경근 | 제7 신경근 | 제8 신경근 |
| 작용 근육 | 삼각근<br>Deltoid | 전박 굴전<br>forearm flexion | 전박 신전<br>forearm extension, wrist drop | 수부 내인성 근육<br>hand intrinsics |
| 감각 변화 | 견부<br>shoulder | 상박, 엄지, 요골 전박<br>upper arm, thumb, radial forearm | 제2, 3 수지<br>전 수지단 | 제4, 5 수지 |
| 반사 감소 | 삼각근과 흉근<br>deltoid & pectoralis | 이두근과 상완요골근<br>biceps & brachioradialis | 삼두근 | 수지 반사 |

# 13 영상학적 검사: CT, MRI 및 핵의학

**표 13-1. 추간판 퇴행성 변화의 Pfirrmann등급** *(Ch 13, p149 참고)*

| | 수핵의 신호강도 | 수핵-섬유륜 경계 | 추간판 높이 감소 |
|---|---|---|---|
| 1 등급 | 균질한 고신호강도 | 분명 | 없음 |
| 2 등급 | 불균질한 고신호강도 | 분명 | 없음 |
| 3 등급 | 불균질한 회색신호강도 | 불분명 | 없음 |
| 4 등급 | 불균질한 회색/검성 신호강도 | 소실 | 없음 |
| 5 등급 | 검정신호강도 | 소실 | 있음 |

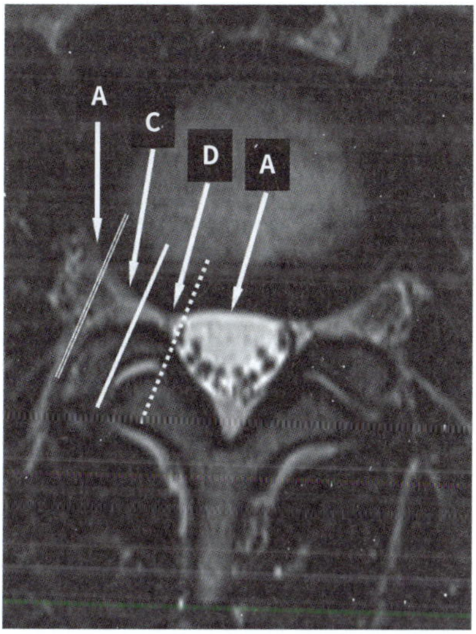


**그림 13-17. 축상번에서 추간핀 달출방향(구역)의 정의** 후관 절이 내측경계(점선), 척추경의 내측면(실선), 척추경의 외측면(겹선)을 경계로 하여 추간판이 탈출된 방향을 중심(A), 외측함요(B), 신경공(C), 신경공외측(D)의 4개 방향으로 발출한 것으로 기술힌다. *(Ch 13, p151참고)*

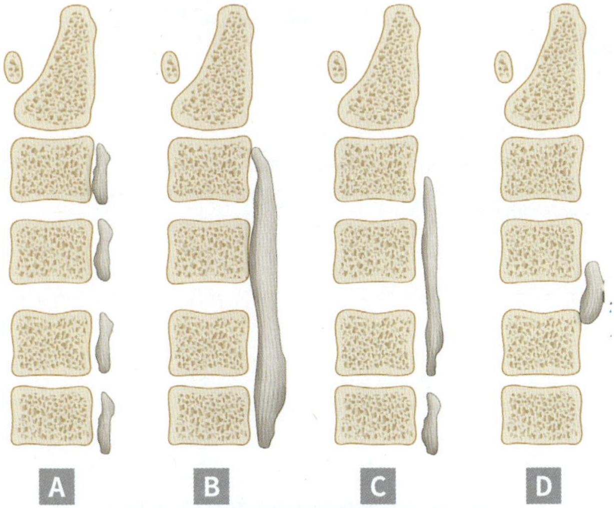


**그림 13-23. 후종인대골화증의 4가지 형태** **(A)** 분절형, **(B)** 연속형, **(C)** 혼합형, **(D)** 국소형. *(Ch 13, p153 참고)*

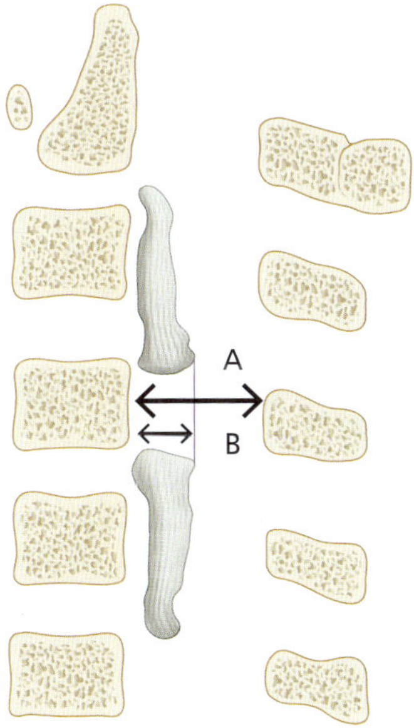


**그림 13-24. OPLL 점유율(Occupying ratio of OPLL)** A는 경추 척추관의 전후면 길이이며 B는 OPLL의 두께이다(Occupying ratio of OPLL=B/A × 100). OPLL 점유율이 60%가 넘는 경우는 척추병증으로 진행할 가능성이 높다고 보고되었다. *(Ch 13, p153 참고)*

SECTION

# 05

# 감별이 필요한 척수병증 및 운동신경세포병

# 16 급성염증성척수병

**표 16-1. 다발경화증의 MRI 진단기준(McDonald, 2017)** *(Ch 16, p182 참고)*

| 공간파종dissemination in space, DIS |
| --- |
| • 4곳의 특징적인 중추신경계 영역 중 2곳 이상에서 한 개 이상의 병변이 있을 때<br>- 뇌실주위periventricular<br>- 피질곁juxtacortical<br>- 천막하infratentorial<br>- 척수spinal cord |
| **시간파종dissemination in time, DIT** |
| • 기준 MRI의 시행시기에 관계없이 추적 MRI에서 새로운 T2병터가 관찰될 때<br>• 증상과 관계없이 조영증강되는 병터와 조영증강되지 않는 병변이 동시에 존재할 때<br>• 시신경 병변은 제외 |

**표 16-2. 시신경척수염범주질환의 진단기준(2015)** *(Ch 16, p184 참고)*

| AQP4항체 양성인 경우 |
|---|
| 적어도 하나 이상의 핵심임상증상<br>* 핵심임상증상<br>1. 시신경염<br>2. 척수염<br>3. 맨아래구역증후군<br>4. 급성뇌줄기증후군<br>5. 기면병 또는 급성사이뇌증후군<br>6. 시신경척수염범주질환에 전형적인 뇌 병터와 이에 동반된 대뇌증후군 |
| **AQP4항체 음성이거나 알 수 없는 경우** |
| 적어도 두 개 이상의 핵심임상증상이 아래의 기준을 만족할 때<br>1) 적어도 하나의 핵심임상증상은 시신경염, 척수염 또는 맨아래구역증후군임<br>2) 공간파종(2개 이상의 서로 다른 핵심임상증상)<br>3) 부가적인 MRI 기준을 만족함<br>(1) 급성 시신경염: 정상이거나 비특이적인 백질 병터만 있음, 또는 시신경 MRI에서 시신경의 1/2이상을 침범하거나 시각교차를 침범하는 T2 병터 또는 조영증강 병터<br>(2) 급성 척수염: 3개 이상의 척추분절에 이르는 긴척수염 또는 3개 이상의 척추분절 길이를 보이는 척수 위축과 이에 합당한 병력<br>(3) 맨아래구역증후군: 등쪽 연구 또는 맨아래구역의 병터 동반<br>(4) 급성뇌줄기증후군: 뇌실주위 뇌줄기병터 동반 |

# 17 운동신경세포병

표 17-1. 근위축측삭경화증(Amyotrophic lateral sclerosis, ALS)의 다양한 형태 *(Ch 17, p189 참고)*

| 임상형태 | 특성 | 빈도 |
|---|---|---|
| 전형적 근위축측삭경화증 spinal onset ALS | 근력위약이 팔 또는 다리 등 한측 근육에서부터 시작되어 연속된 부위로 퍼지며, 상위운동신경세포징후 및 하위운동신경세포 징후가 모두 나타난다. 상지에서 근력위약이 시작되는 경우 '경추시작 근위축측삭경화증cervical-onset ALS', 발처짐 등 하지에서 시작되는 경우를 '하지시작 근위축측삭경화증lumbar-onset ALS으로 구분한다. | 30.3% |
| 숨뇌 근위축측삭경화증 Bulbar onset ALS | 근력위약이 말하기/삼킴 근육에서부터 시작되며, 상위운동신경세포징후 및 하위운동신경세포 징후가 모두 나타난다. | 34.2% |
| 일차측삭경화증 | 적어도 4년이상 하위운동신경세포징후 없이 상위운동신경세포징후만 나타나며, 이로 인해 사지, 삼킴 및 구음장애가 발생하나 호흡근 위약은 상대적으로 덜 동반된다. 50세경 발생하는 경우가 많고, 특히 하지에서 처음 증상이 시작되어 숨뇌근을 흔히 침범한다. 대개 서서히 진행하여 전형적 ALS보다 예후가 양호하다. | 4% |
| 진행근위축증 progressive muscular atrophy | 상당 기간 상위운동신경세포징후 없이 하위운동신경세포증상/징후(사지 및 구음 위약, 삼킴장애, 호흡위약)만 나타나는 경우. 고령의 남자에서 흔하며, 예후가 전형적 ALS에 비해 양호하다. | 2.9% |
| 동요팔 Flail arm, brachial amyotrophic diplegia | 하위운동신경세포징후가 두드러지며, 상지에 국한된 위약을 보인다. 대개 비대칭적이고, 근위부가 심한 위약이 나타나며, 진행이 느리다. 진행근위축증에서는 수년뒤 상위운동신경세포징후가 나타나는 경우가 많은 반면 동요팔에서는 상위운동신경세포 징후는 잘 동반되지 않는다. | 5.5% |
| 동요다리 Flail leg, leg amyotrophic diplegia | 하위운동신경세포징후가 두드러지며, 하지에 국한된 비대칭적인 위약을 보인다. 근위약의 시작은 원위부 또는 근위부 모두 가능하다. 동요다리는 전신위약으로 퍼지지 않거나 퍼지는 경우에도 전형적 ALS와 달리 매우 천천히 퍼지는 양호한 예후를 보인다. | 13% |
| 추체로 근위축측삭경화증 Pyramidal ALS | 일차측삭경화증과 같이 초기 상위운동신경세포징후만 나타나나, 경과 추적시 결국 하위운동신경징후가 나타나는 경우를 분류한다. | 9% |
| 호흡근시작 근위축측삭경화증 Respiratory onset ALS | 상위운동신경세포 및 하위운동신경세포 손상으로 호흡근위약부터 증상이 시작되는 환자군을 말한다. | 1.1% |
| 반신마비형태 근위축측삭경화증 Hemiparetic ALS | 상위운동신경세포장애가 신체 반측에서 두드러지게 나타나는 경우를 말한다. | 매우 드묾 |

**표 17-2. 근위축측삭경화증 진단기준(개정 El Escorial 및 Awaji진단기준)** *(Ch 17, p191 참고)*

**개정 El Escorial 진단기준**

아래 1) + 2) + 3) + 4)

1) LMN 징후가 임상적/전기생리학적(신경근전도검사) 검사, 또는 병리학적 검사에서 확인되고,

2) UMN 징후가 임상적 진찰에서 확인이 되면서

3) 병력 및 진찰 소견상 한 부위에서 다른 부위로 점차적으로 퍼지면서 진행되는 경우

4) 이때, 위 증상/징후를 설명할 수 있는 다른 질환을 시사하는 전기생리학적, 병리학적, 영상학적 소견이 없어야 한다.

**진단 분류 (증상이 나타나는 부위를 숨뇌, 경부, 흉부 및 요부 4개 분절로 나누어 평가)**

1. 확정진단(Clinically definite ALS): 1) 또는 2)

1) 임상진찰에서 UMN 및 LMN 징후가 숨뇌 + 그외 2개 척추분절에서 나타나는 경우

또는

2) 임상진찰에서 UMN 및 LMN 징후가 3개 분절에서 나타나는 경우

2. ALS 진단이 개연성있는 분류(Clinically probable ALS): 1) + 2)

1) 임상진찰에서 UMN 및 LMN 징후가 2개 분절에서 나타나는 경우

2) 이때, UMN 징후는 LMN 징후보다 더 머리쪽 구역에서도(위 쪽에서도) 나타나야 한다.

3. 근전도결과를 보조할 때 ALS 진단이 개연성 있는 분류(Clinically probable-laboratory supported ALS): 1) +2)

1) 임상진찰에서 UMN 및 LMN 징후가 1개 분절에서 나타나는 경우 또는 UMN 징후가 단독으로 1개 분절에서 나타나는 경우

2) LMN 침범이 근전도검사에서 적어도 2개 이상 분절에서 확인되어야 한다.

4. ALS가 가능한 진단(clinically possible ALS): 1) 또는 2) 또는 3)

1) 임상진찰에서 UMN 및 LMN 징후가 1개 분절에서 나타나는 경우

또는

2) UMN징후가 2개 이상 분절에서 나타나는 경우

또는

3) LMN 징후가 UMN 징후보다 더 머리쪽 구역에서도 (위 쪽에서도) 보이는 경우

**Awaji 진단기준**

LMN 징후 평가시 임상적으로 LMN 징후가 관찰되는 경우와 근전도검사에서 LMN 침범 소견을 보이는 경우를 같은 의미로 해석한다. 즉, Awaji 진단기준에서는 위 개정 El Escorial 진단기준에서 '임상진찰에서 LMN 징후가 관찰되는 경우'를 '임상진찰 및 전기생리학적검사에서 LMN 침범소견을 보이는 경우'로 바꾸어 적용하면 되며, 이런 기준을 적용할 때 'ALS 진단이 개연성있는 분류(Clinically probable ALS)'나 '근전도결과를 보조할 때 ALS 진단이 개연성 있는 분류(Clinically probable-laboratory supported ALS)'는 같은 취지고를 의미하기 때문에 Awaji 진단기준에서는 '근전도결과를 보조할 때 ALS 진단이 개연성 있는 분류'는 삭제된다.

* ALS, amyotrophic lateral sclerosis (근위축측삭경화증); LMN, lower motor neuron (하위운동신경); UMN, upper motor neuron (상위운동신경)

**표 17-3. 근위축측삭경화증과 감별이 필요한 질환** *(Ch 17, p192 참고)*

| LMN징후만 뚜렷한 경우 감별이 필요한 질환 | | |
|---|---|---|
| | 감별점 | 감별 도구 |
| 양성 근섬유다발수축 | 환자가 호소하는 근섬유다발수축이 육안 또는 근전도검사상 관찰되나, 객관적인 위약은 동반되지 않으며, 초기부터 급성, 광범위한 분포를 보인다. | 근전도검사상 ALS에서 관찰되는 급성 및 만성 탈신경소견이 관찰되지 않는다. |
| 척수연수근위축증 | 전형적인 ALS보다 서서히 진행, 양호한 경과를 보이며, 안면근 단일수축이나 진전을 동반하는 경우가 많다. 신경전도검사나 임상진찰에서 감각이상이 동반되며, 여성형유방이나 고환위축 등 안드로젠무감각 증상이 동반된다. | 신경전도검사상 ALS와 달리 감각신경병증 소견을 보인다. 의심되는 경우 안드로젠 수용체 유전자의 CAG 반복수 증폭을 유전자 검사를 통해 확인하여 감별한다. |
| 후소아마비증후군 | 과거 소아마비 병력이 있으며, 수십년 추가적인 위약의 진행없이 유지되다가 서서히 진행되는 경과를 보이며, 근육통이 흔하다. | 과거병력 및 근전도검사 |
| 운동증상이 주인 형태의 샤르코-마리-투스병 | 말단부에 우세한 대칭적 위약, 젊은 나이에 발병, 진행 속도가 느리다. | 신경전도검사에서 감각신경전도검사에 이상이 동반되는 경우가 많으며, 운동신경전도검사상 탈수초를 시사하는 전기생리학적 소견이 나타난다. 샤르코-마리-투스병이 의심되는 경우 유전자 검사를 통해 감별할 수 있다. |
| 다초점운동신경병증 | 근육분절보다 신경 지배를 따르는 비대칭적 근위약, 상지 침범이 더 흔하다. 호흡근 및 숨뇌근 침범은 드물다. | 운동신경전도검사상 운동전도차단 소견 및 항-GM1 항체 양성 |
| 포함체근염 | 손가락 굽힘근 및 대퇴사두근(무릎 폄근) 위약이 특징적이다. | 근전도검사상 근육병 소견을 보이며, 근조직검사가 감별에 도움이 된다. |
| 히라야마병 | 젊은 남자에서 발병, 비대칭적인 상지말단부 근위축 및 위약, 양호한 경과 | 임상경과 및 경추 MRI 소견 |
| **UMN+LMN 징후시 감별이 필요한 질환** | | |
| | 감별점 | 감별 도구 |
| 경추/흉추 신경뿌리척수병증 | 신경뿌리통증, 레미떼징후, 감각수준, 괄약근 침범 증상, LMN증상이 압박부위에 국한되며, UMN 징후가 병변 머리쪽으로는 관찰되지 않음 | 척추 MRI |
| Hexosaminidase A 부족증 (Tay-Sachs 병) | 초기 근위부 근육에 위약과 근경련으로 LMN징후가 두드러질 수 있다. 척추소뇌증상, 소뇌실조, 정신증, 근긴장이상을 동반할 수 있음. | Hexosaminidase A 활성도 혈액검사, HEXA 돌연변이 확인 |
| 부갑상선항진증 | 사지 및 복부 통증, 두통, 이상감각, 피로, 구역/구토 등 전신 증상 동반 | 혈청 칼슘 및 부갑상선호르몬 검사 |
| **UMN 징후만 뚜렷한 경우 감별이 필요한 질환** | | |
| | 감별점 | 감별 도구 |
| 유전강직하반신마비 | 가족력, 하지의 진행하는 위약 및 강직, 조기 괄약근 침범, 숨뇌근 위약은 잘 동반되지 않음. | 가족력 확인 및 유전자검사 |
| 원발진행다발성경화증 | 감각 및 괄약근 증상 동반, 서서히 진행 또는 일부 재발-관해 양상 | 뇌/척추 MRI 및 뇌척수액검사 |
| 영양관련 척수신경병 | 감각증상(특히 척수 등쪽기둥 침범이 흔함) 및 감각신경병 동반 | 신경전도검사상 감각신경이상, 혈청 비타민 B12, 호모시스테인 또는 구리 혈청 농도이상 농도 이상, MRI상 척수 등쪽기둥 신호 변화 |

ALS, amyotrophic lateral sclerosis (근위축측삭경화증); LMN, lower motor neuron (하위운동신경); UMN, upper motor neuron (상위운동신경).

SECTION

# 06

# 척추질환의 통증 기전 및 비수술적 치료

SECTION 06



# 18 척추질환의 통증 기전 및 약물치료

**표 18-1. 척추성 통증의 분류와 기전** *(Ch 18, p199 참고)*

| 분류 | 통증 기전(물리적원인) | 통증기전(화학적원인) |
|---|---|---|
| 추간판성 척추통증 | 섬유륜 균열<br>추간판 팽윤, 돌출, 파열 | • 퇴행성 추간판의 신경분포<br>• 퇴행성 추간판의 혈관신생 |
| 신경병증성 척추통증 | 신경압박, 척추관협착<br>추간판 팽윤, 돌출, 파열 | • 전염증성 사이토카인과 신경전달물질의 신경 자극 |
| 척추 후관절성 통증 | 후관절 비후<br>후관절 변성<br>후관절 병증 | • 전염증성 사이토카인에 의한 통각신경종말 자극 |
| 척추 골성통증 | 악성종양 및 전이암<br>척추골수염<br>대사성 질환<br>염증성 질환<br>척추골 경색<br>척추 골절 | • 전염증성 사이토카인에 의한 골막과 골수 내 통각수용기의 자극<br>• 감염에 의한 전염증성 사이토카인의 직접적 자극<br>• 국소 전염증성 사이토카인에 의한 감작 |
| 근막 통증 및 척추주위통증 | 근막 통증증후군<br>척추주위 근육 건병증 | • 지속적인 수축성 활성에 의해 분비되는 마이오카인, 염증성 사이토카인 및 신경전달물질<br>• 전염증성 사이토카인과 신경펩타이드에 의해 매개되는 통각수용기 활성 |

표 18-4. 비스테로이드 항염증제의 분류 및 주요 약물의 특성 (Ch 18, p204 참고)

| 분류 | 투여경로 | 1회상용량 (mg) | 투여간격(hr) | 일일최대용량 (mg/day) | 최고혈중 농도시간 (hr) | 반감기 (hr) | 주요 독성 |
|---|---|---|---|---|---|---|---|
| Salicylic acid | | | | | | | |
| Aspirin | Oral | 500-1,000 | 4-6 | 4,000 | 1-2 | 2-3 | G, R |
| Diflunisal | Oral | 500 | 8-12 | 1,500 | 2-3 | 8-12 | G, R |
| Salsalate | Oral | 500 | 8-12 | 3,000 | 2-3 | 7-8 | G, R |
| Acetic acid derivatives | | | | | | | |
| Aceclofenac | Oral | 100 | 12 | 200 | 1.25-3 | 4 | G, R |
| Diclofenac sodium | Oral/IV/IM | 25-50 | 6-8 | 200 | 1 | 1.2-2 | G, R |
| Ketorolac | Oral/IV/IM | IM : 15-30<br>PO : 10 | IM : 6<br>PO : 4-6 | IM : 120<br>PO : 40 | 0.5-1 | 5-6 | G, R |
| Etodolac | Oral | 200-300 | 6-8 | 1,200 | 1-2 | 7.3 | G, R |
| Sulindac | Oral | 150 | 12-24 | 400 | 2-4 | 7.8 | G |
| Indomethacin (SR) | Oral | 25-70 (75) | 8-12 (12-24) | 200 (150) | 1-2 (2-4) | 4.5 (4.5-6) | G, R, CNS, BM |
| Propionic acid derivatives | | | | | | | |
| Ibuprofen | Oral/ Rectal/IV | 200-400 | 6-8 | 2,400 (pain)<br>3,200 (Inflammation) | 1-2 | 6 | G, R |
| Naproxen | Oral | 250-500 | 8-12 | 1500 | 2-4 | 12-15 | G, R |
| Loxoprofen | Oral | 60 | 8 | 180 | 0.5-0.8 | 1.25 | G, R |
| Fenoprofen | Oral | 200 | 4-6 | 3,200 | 1-2 | 3 | G, R |
| Ketoprofen | Oral/IV/IM | PO : 50-75<br>IV/IM : 30-60 | PO : 6-8<br>IM/IV : 30-60 initially, then 15-30 mg/6 hr | 300 | 0.5-2 | 2-2.5 | G, R |
| Oxaprozin | Oral | 600-1,200 | 24 | 1,200 | 1.5 | 40-60 | G, R |
| Oxicam (Fenamic acid derivatives) | | | | | | | |
| Meloxicam | Oral | 7.5-15 | 24 | 7.5 (OA)<br>15 (RA) | 4-5 | 15-20 | G, R |
| Piroxicam | Oral | 20 | 24 | 20 | 3-5 | 30-80 | G, R |
| Selective COX-2 Inhibitors | | | | | | | |
| Celecoxib | Oral | 200 | 12-24 | 400 | 3 | 6-12 | R |
| Non-Acidic agent | | | | | | | |
| Nabumetone | Oral | 500-1,000 | 12-24 | 1,000-1,500 | 3-5 | 24 | R |

단, 체중 > 50 kg 이상의 건강한 성인을 기준으로 한 표준 용법임. IM: Intramuscular, IV: Intravenous, G: Gastrointestinal, R: Renal, CNS: Central nervous system, BM: Bone marrow, SR: Sustained-release, OA: Osteoarthritis, RA: Rheumatoid arthritis

**표 18-6. 마약성 진통제의 종류와 약물 특성 및 Morphine 동등 진통효력 환산표**
*(Ch 18, p207 참고)*

| Drugs | Dose (mg) Equivalents to morphine 10 mg IV | | Half-Life (hr) | Duration of action (hr) |
|---|---|---|---|---|
| | Oral | Parenteral (IM, SC, IV) | | |
| Morphine | 30 | 10 | 2-3 | 2-4 |
| Tramadol | 120 | 100 | 5-8 | 4-6 |
| Codeine | 200 | 130 | 2.5-3 | 4-6 |
| Oxycodone | 20 | - | 2-3 | 3-4 |
| Hydrocodone | 30-60 | - | 3.3-4.4 | 3-5 |
| Hydromorphone | 7.5 | 1.5 | 2-3 | 2-4 |
| Methadone | 20 | 10 | > 24 | 4-8 hr (one dose) 1-2 days (prolonged use) |
| Fentanyl (transdermal) | - | 100 mcg/hr; approximately 3 mg/hr IV morphine | 16-24 | 48-72 |

**표 18-7. 동증 조절에 사용되는 항경련제의 종류와 부작용** *(Ch 18, p210 참고)*

| 분류 | 초기 용량 (mg/day) | 상용치료용량 (mg/day) | 주요 부작용 |
|---|---|---|---|
| 1세대 약물 | | | |
| Carbamazepine | 200 | 800-1,200 | 어지러움, 복시, 구역, 발진, 간수치 상승, 재생불량성빈혈 |
| Phenytoin | 100 | 300-400 | 치은증식증, 피부발진, 간수치 상승, 운동실조 |
| Oxcarbazepine | 600 | 1,200-2,400 | 저나트륨혈증, 피부발진 |
| Valproic acid | 500 | 750-1,000 | 오심, 체중증가, 진전, 혈액질환, 간독성 |
| 2세대 약물 | | | |
| Gabapentin | 300-900 | 900-3,600 | 어지러움, 졸림, 피로, 구역, 진정, 진전, 시력변화 |
| Pregabalin | 75-150 | 150-600 | 어지러움, 졸림, 피로, 복시, 체중증가, 성욕변화, 운동실조 |
| Lamotrigine | 25-50 | 300-400 | 어지러움, 변비, 구역, 피부발진 |

**표 18-8. 주요 근육이완제의 작용기전과 부작용** *(Ch 18, p213 참고)*

| 약제 종류 | 작용기전 | 부작용 |
|---|---|---|
| Baclofen | $GABA_B$ receptor agonist (postulated to block mono-and-polysynaptic reflexes by blocking the release of excitatory transmitters) | 졸림, 구역, 감각이상, 혼돈, 진정, 근육긴장저하, 운동실조 |
| Dantrolene | Attenuation of intracellular calcium release within skeletal muscle | 권태감, 구역, 구토, 어지러움, 설사, 간독성(1%), 치명적 간염(0.1~0.2%) |
| Tizanidine | Central $\alpha_2$-adrenergic agonist | 저혈압, 낮졸림증, 구강 건조, 간수치 이상(50%) |
| Carisoprodol | Metabolized to meprobamate, Potentiates $GABA_A$ receptors following conversion to meprobamate | 어지러움, 졸림, 두통 |
| Diazepam | Activate $GABA_A$ receptor (Facilitate postsynaptic effect of GABA) | 진정, 기억장애, 협동장애, 중독, 호흡억제 |
| Cyclobenzaprine | Potentiates the central release of norepinephrine | 졸림, 구강 건조, 어지러움, 피로, 구역, 변비 |
| Clonidine | Central $\alpha_2$-adrenergic agonist | 실신, 기립성 저혈압, 구역, 구토, 진정, 우울증 |
| Eperisone | Calcium antagonist (vasodilation, antispastic action) | 발진, 소양감, 불면, 구역, 구토 |
| Tolperisone | Blocking voltage-gated sodium and calcium channels | 근무력, 두통, 구역, 구토, 소화불량, 구강 건조 |

$GABA_A$;, γ-aminobutyric acid A, $GABA_B$;, γ-aminobutyric acid B

# 20 방사선 영상 유도 장치를 이용한 주사치료

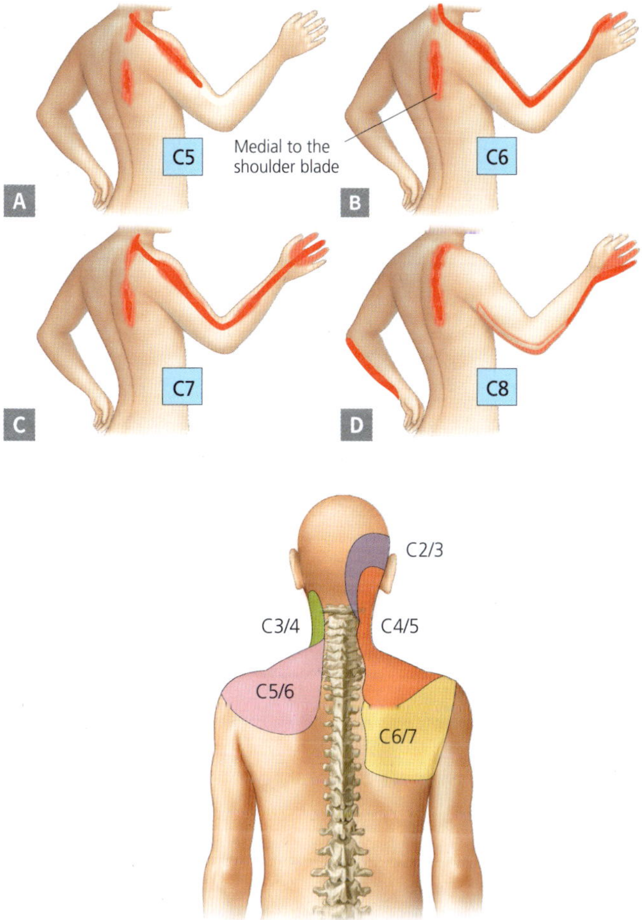


그림 20-6. **경추와 특징적인 방사통 증상 및 후관절 관련 연관 통증** *(Ch 20, p239 참고)*

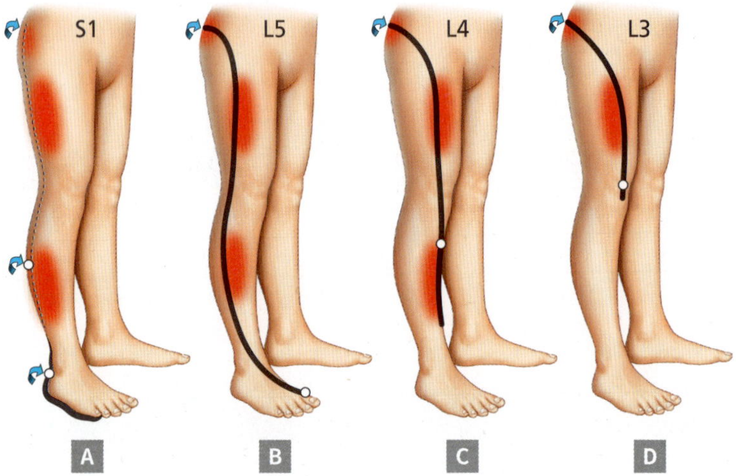


그림 20-7. **요추부의 특징적인 방사통 증상** *(Ch 20, p239 참고)*

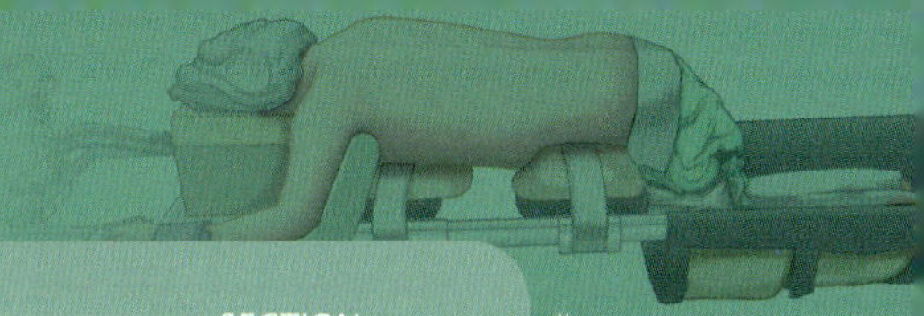

SECTION

# 07

# 수술 전후 환자 관리

# 22 수술 전 준비 및 환자 관리

**표 22-2. 대표적인 항혈전제 약품과 권고 중단 일수** *(Ch 22, p261 참고)*

| 성분명 | 상품명 | 중단 일수 |
|---|---|---|
| Apixaban | Eliquis | 2 |
| Aspirin | Aspirin protect<br>Aspirin Hanmi<br>Astrix<br>Rhonal | 7 |
| Aspirin + Clopidogrel | Clopirin | 7 |
| Beraprost | Berasil<br>Berast | 1 |
| Cilostazol | Cilo V<br>Pletaal SR | 3 |
| Clopidogrel | Plateless<br>Plavitor<br>Plavix | 5 |
| Ginko biloba Ext. | Ginexin-F<br>Tanamin | 1 |
| Limaprost | Limadin<br>Opalmon | 1 |
| Sarpogrelate HCl | Anfrade<br>Anplag | 2 |
| Rivaroxaban | Xarelto | 5 |
| Ticlopidine | Clid<br>Ticlodone | 14 |
| Triflusal | Disgren<br>Praspirin | 5 |
| Warfarin sodium | Warfarin<br>Coumadin | 5 |

# 24 수술 중 모니터링

표 24-1. **신경생리학적 모니터링의 종류와 장, 단점** *(Ch 24, p277 참고)*

| 모니터링 종류 | 강점 | 약점 |
|---|---|---|
| SSEP | • 널리 이용되고 간편함<br>• 연속적인 감시 가능<br>• 높은 민감도(100% 가까움)<br>• 신경근 차단제 사용 가능<br>• 경고 임계값: 50% 이상의 진폭 감소 혹은 10% 이상의 지연 | • 반응의 평균값이어서 신호 변화가 나타나기까지 지연됨.<br>• 경 두개 MEP와 비교하여 16분가량 반응이 늦음<br>• 피질척수로를 직접 자극하지 않음<br>• 운동 신경 손상에 민감도 떨어짐<br>• 전척수동맥 손상을 예측 못함 |
| 경두개 MEP | • 운동 신경 손상에 민감도 매우 높음(100% 가까움)<br>• 전 운동 경로를 감시함(피질, 피질척수로, 신경근, 말초신경)<br>• 피질척수로 손상 예방을 위한 즉각적인 대응을 가능케 함 | • 연속성 없음<br>• 신경근 차단제 사용 불가. 이에 따른 환자의 움직이 발생<br>• 마취제에 예민함<br>• 보고된 바는 없지만 이론적으로 경련 유발 가능 |
| D-파 | • 척수 종양 수술 후 long-term 운동 기능 평가에 가장 부합함<br>• 연속적 감시 가능<br>• 신경근 차단제 사용 가능 | • 척추 측만증 환자에 부적합함(27% 위양성 보고)<br>• 신경근의 기능 평가 불가<br>• 레코딩 전극이 척수 위 경막외에 위치하여야 함.<br>• 따라서 T10~11 위로만 사용 가능 |
| 자발적 EMG | • 신경근 손상에 높은 민감도 보임<br>• 지속적인 피드백을 줌<br>• SSEP와 함께 사용할 경우 특이도 높임 | • 높은 위양성율<br>• 온도에 매우 민감함(cold irrigation 혹은 전기 소작)<br>• 신경근 차단제 사용 불가 |
| 자극 EMG | • 나사못의 추경 내측 뚫림 감시에 민감도 높음<br>• 해부학 구조 파악이 어려운 최소 침습 수술에 유용함<br>• 수행하고 평가하기 쉬움 | • 적정한 위험 임계치의 기준값이 불명확함<br>• 반복적인 나사못 조정이나 심한 출혈은 위양성율을 높임<br>• 신경학적 결손을 직접적으로 반영하지 않고 추경의 견고함만을 반영함 |

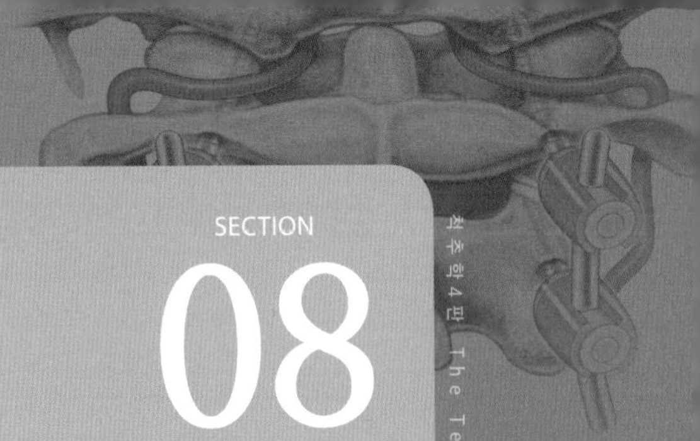

SECTION

# 08

# 수술적 접근법

# 27 두부-경추간 및 상부 경추 전방접근법

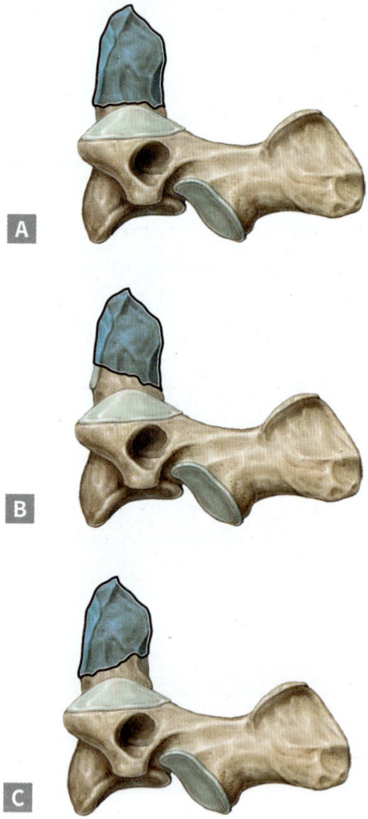

그림 27-8. **치상돌기 골절선 방향에 따른 type II 골절의 아형**
(A) subtype A (horizontal), (B) subtype B (posterior oblique), (C) sybtype C (anterior oblique). *(Ch 27, p299 참고)*

# 28 중하부 경추 전방접근법

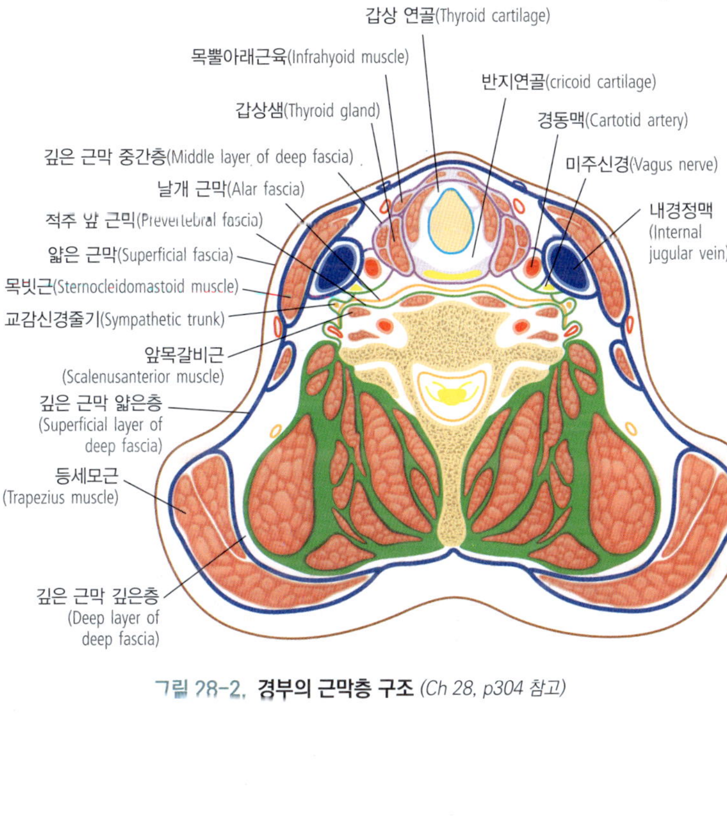


그림 28-2. **경부의 근막층 구조** *(Ch 28, p304 참고)*

A

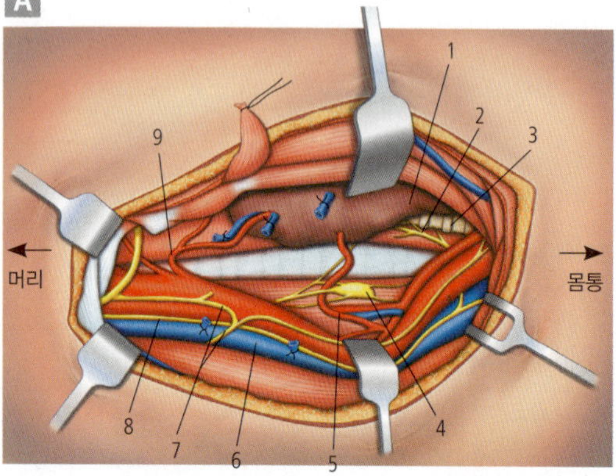


1. 갑상샘(Thyroid gland)
2. 후두회귀신경(Recurrent laryngeal nerve)
3. 기관(Trachea)
4. 목 가슴 신경절(Stellate ganglion)
5. 아래 갑상 동맥(Inferior thyroidal artery)
6. 내경정맥(Internal jugular vein)
7. 깊은 목 신경 고리(Deep ansacervicalis)
8. 미주신경(Vagus nerve)
9. 위갑상선동맥(Superior thyroidal artery)

B

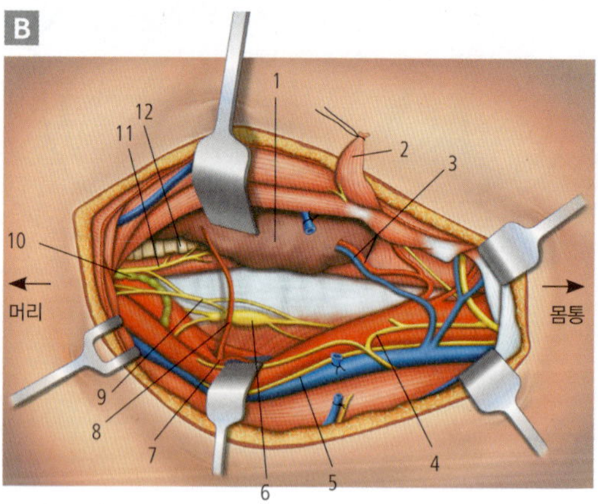


1. 갑상샘(Thyroid gland)
2. 어깨목뿔근(Omohyoid muscle)
3. 위갑상선동맥, 정맥
(Superior thyroidal artery and vein)
4. 깊은 목 신경 고리(Deep ansacervicalis)
5. 미주신경(Vagus nerve)
6. 별신경절(Stellateganglion)
7. 갑상목동맥(Thyrocervical trunk)
8. 아래 갑상 동맥(Inferior thyroidal artery)
9. 교감신경줄기(Sympathetic trunk)
10. 가슴림프관(Thoracic duct)
11. 후두회귀신경(Recurrent laryngeal nerve)
12. 기관(Trachea)

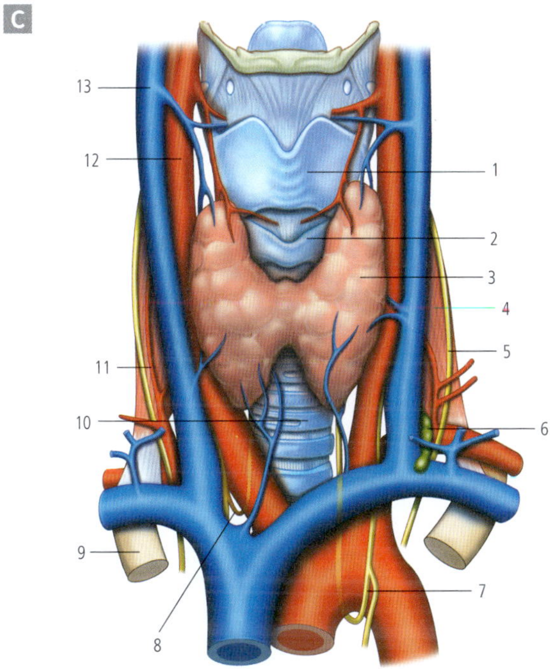


1. 갑상연골(Thyroid cartilage)
2. 반지 연골(Cricoidcartilage)
3. 갑상샘(Thyroid gland)
4. 전사각 근(Anterior scalene muscle)
5. 가로막 신경(Phrenic nerve)
6. 가슴림프관(Thoracic duct)
7. 왼쪽 되돌이 후두신경(Left recurrent laryngeal nerve)
8. 오른쪽 되돌이 후두신경(Right recurrent laryngeal nerve)
9. 첫번째 갈비뼈(First rib)
10. 기관(Trachea)
11. 척추동맥(Vertebral artery)
12. 총경동맥(Common carotid artery)
13. 내경정맥(Internal jugular vein)

그림 28-3. (A) **신경-혈관 구조(우측)** (B) **신경-혈관 구조(좌측)** (C) **되돌이 후두 신경 및 가로막 신경의 위치** *(Ch 28, p306 참고)*

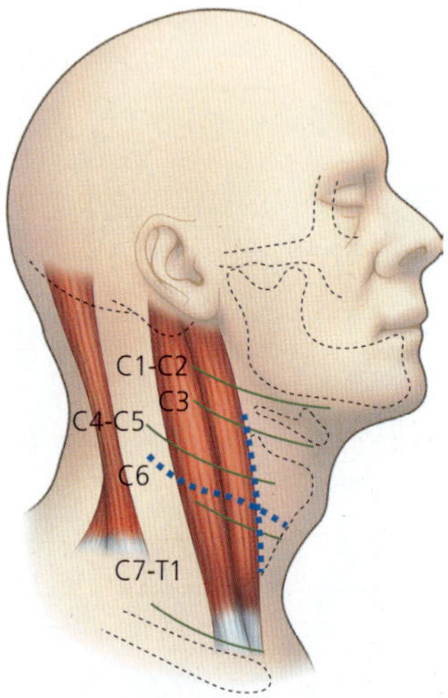


**그림 28-4. 해부학적 위치에 따른 절개 부위** *(Ch 28, p306 참고)*

# 29 경추 후방접근법

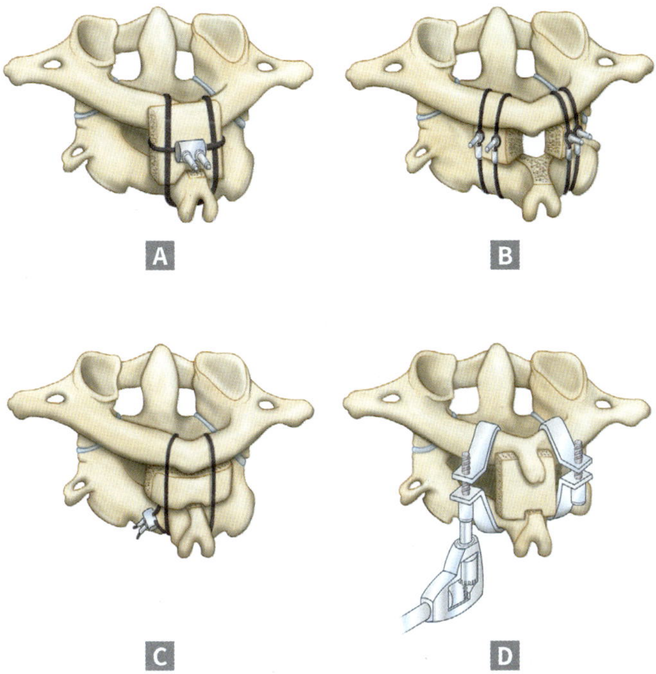

그림 29-1. **C1-2 후궁하 강선 고정술** (A) Gallie method, (B) Brook method, (C) Sonntag 방법(극돌기간 고정술), (D) Halifax clamp. *(Ch 29, p318 참고)*

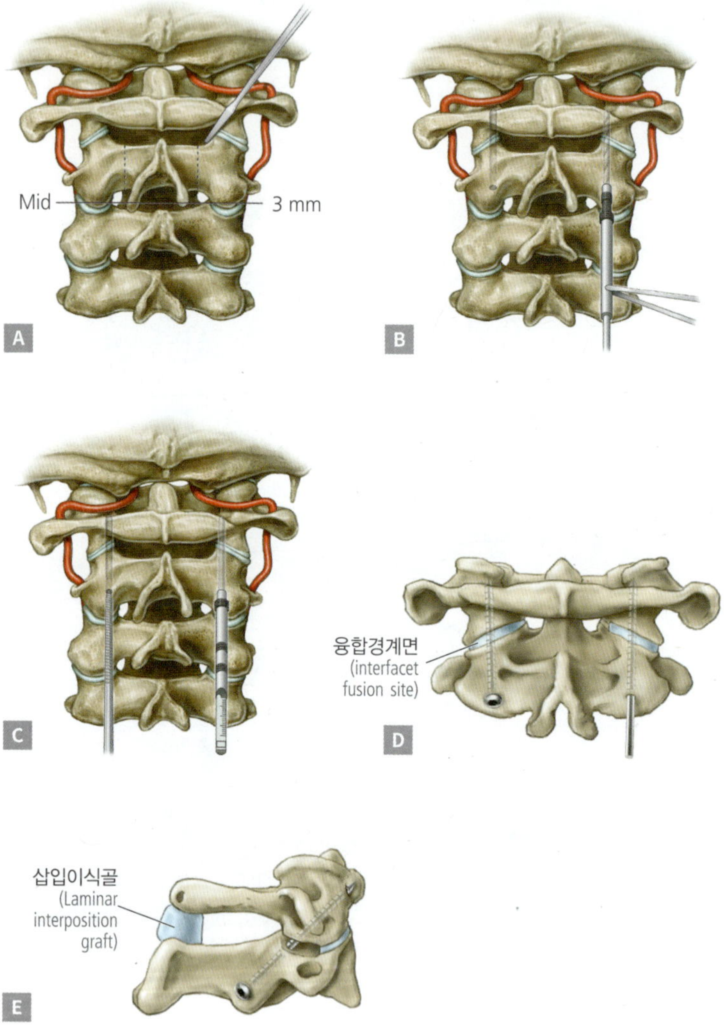


**그림 29-2. C1-2 경관절 나사못 고정술** 진입점(starting point)은 C2-3 관절면의 2 mm 상부, C2 내측 협부 피질 경계에서 2-3 mm이다. C2 내측 협부를 직접적으로 촉지하고 보이도록 노출하는 것이 중요하다. *(Ch 29, p319 참고)*

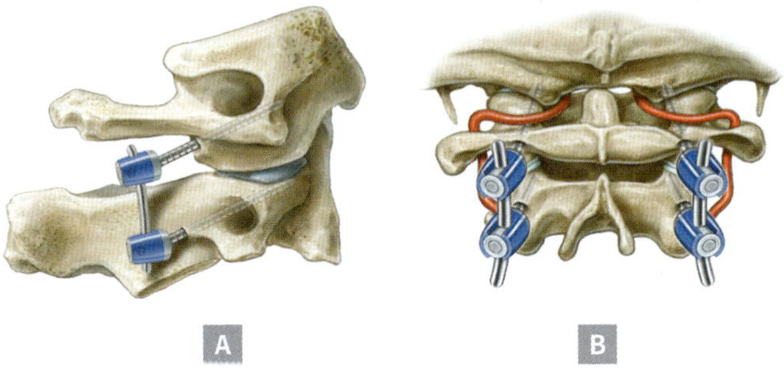


**그림 29-3.** **C1 측괴-C2 추경 나사못 고정술 Goel and Harms technique**
*(Ch 29, p319참고)*

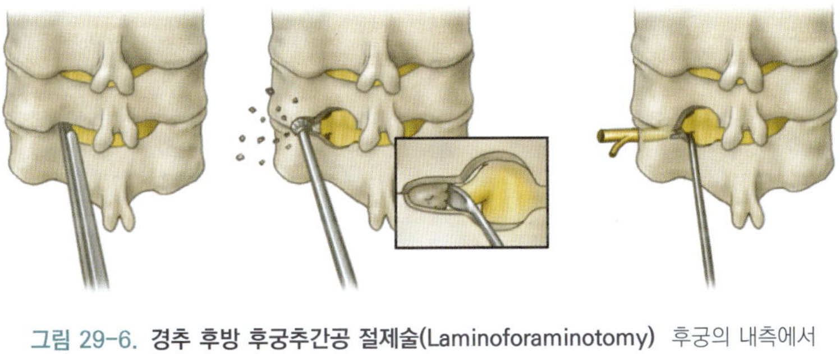

**그림 29-6.** **경추 후방 후궁추간공 절제술(Laminoforaminotomy)** 후궁의 내측에서 외측으로 드릴을 한다. *(Ch 29, p322 참고)*

# 32 흉추부 후방접근법

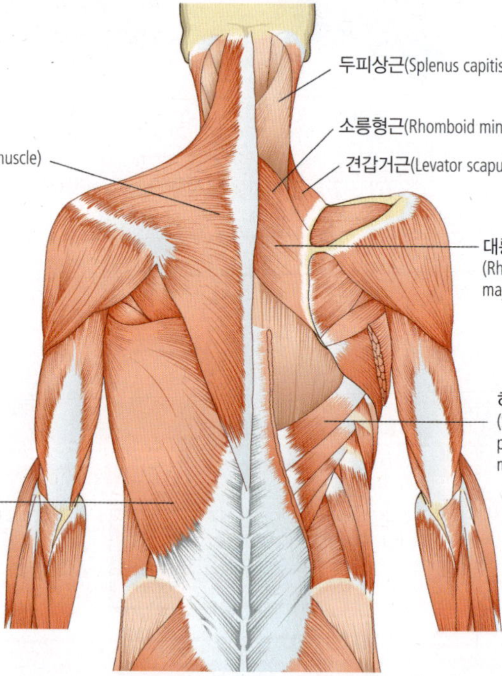


그림 32-1. **표재성 등근육(Superficial back muscles)** 우측에서는 승모근과 광배근의 일부 절개되었으며 표재성 근육인 견갑거근 대릉형근, 소릉형근, 하후거근 등이 보이며 더 심층부는 흉요추건막에 의해 심층근육이 싸여 있다. 즉 표재성과 심층 근육의 구분을 보여준다. *(Ch 32, p338 참고)*

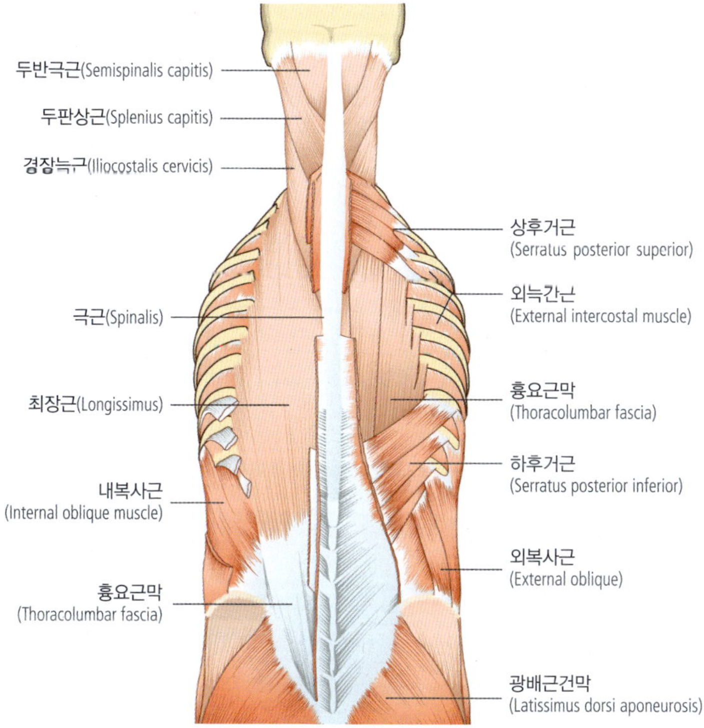


그림 32-2. **심층부 근육군(Deep or Intrinsic Back Muscles)** 좌측부는 거근 절개 후 그림이며 이는 흉요추건막의 전장을 보여준다. *(Ch 32, p338 참고)*

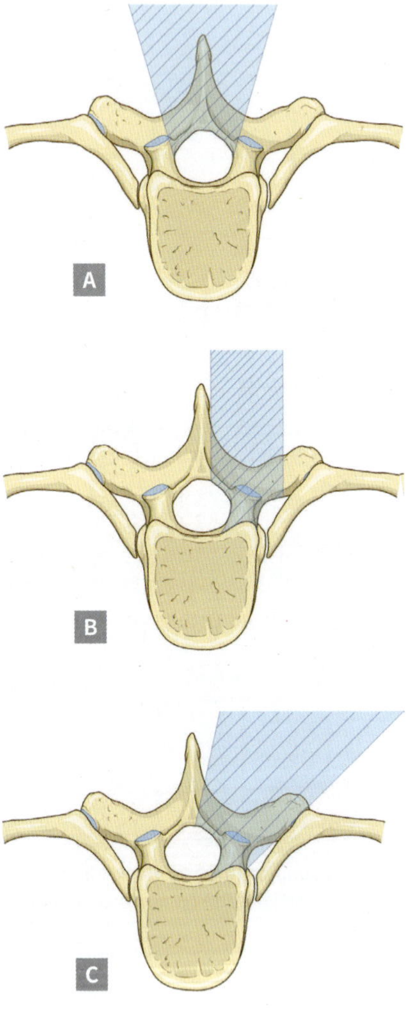


그림 32-8. (A) 후궁절제술 후 수술시야, (B) 경척추경 접근의 수술시야, (C) 경늑골 횡돌기절제술 후 수술시야. *(Ch 32, p341 참고)*

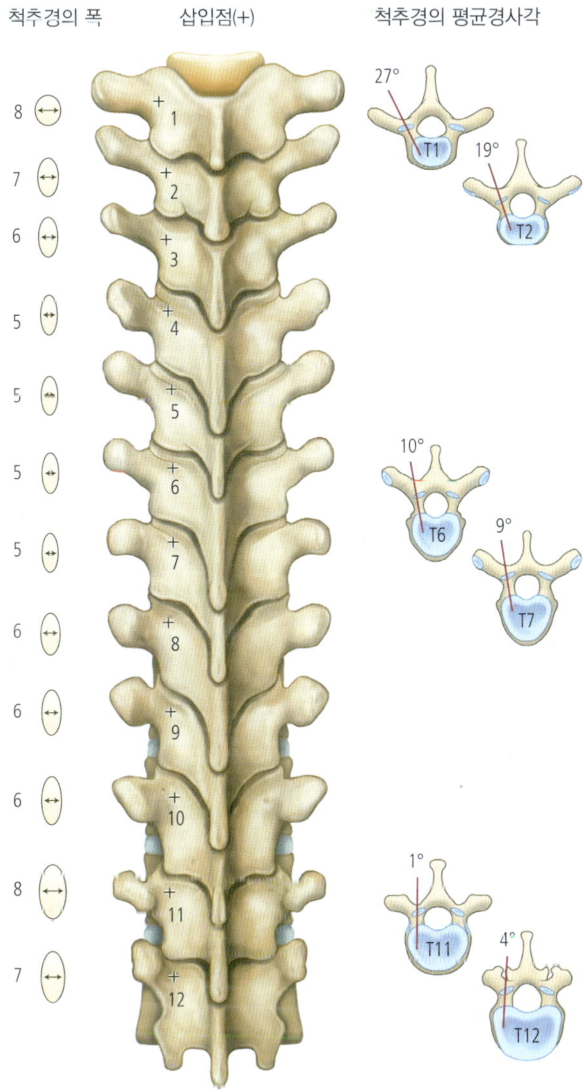


**그림 32-11. 흉추부의 척추경 형태를 도시** 좌측 도형을 척추경의 각 층에서의 폭을 보여주며(mm) (+)는 후궁에 투사된 entry point. 우측 도형은 각 구간에서의 평균적인 입사 각도를 보여준다. *(Ch 32, p344 참고)*

# 33 흉요추 전방 및 측방접근법

**표 33-1 흉추 및 흉요추부 접근법의 분류와 장, 단점 비교** *(Ch 33, p348 참고)*

| 접근법 | 노출 가능범위 | 장점 | 단점 |
|---|---|---|---|
| | | **전방접근법** | |
| 경흉강 transthoracic | T2-10 | 척추 전방구조물 직접 노출, 척수 및 신경 감압이 용이함, 척추체간 유합, 생역학적 고정력 우수 | 흉벽통, 흉관삽입, 폐합병증, 흉강 내 장기 및 혈관 손상 가능, 상부 흉추$^{T1-3}$ 노출 곤란, 후방법보다 노출 범위 제한, 감압술 종료 후 척수 확인 가능-후방 고정술이 필요할 수 있음 |
| 흉복부 thoracoabdominal | T10-L4 | 배요추 전방구조물 직접 노출, 척수 및 신경 감압이 용이함, 척추체간 유합, 생역학적 고정력 | 흉벽통, 흉관삽입, 폐합병증, 흉강내 장기 및 혈관 손상 가능, 횡격막 조작으로 인한 손상 가능, 후방법보다 노출 범위 제한, 감압술 종료 후 척수 확인 가능, 후방 고정술이 필요할 수 있음 |
| 후복막강 retroperitoneal | T12-L4 | 횡격막하 요추 전방구조물 직접 노출, 척수 및 신경 감압이 용이함, 척추체간 유합, 생역학적 고정력 우수 | T12와 L5 이하 노출 제한, 감압술 종료 후 척수 확인 가능, 후방 고정술이 필요할 수 있음 |
| | | **후방접근법** | |
| 후방 정중 posterior midline | whole spine | 단순하며 익숙한 해부학적 구조, 전방법에 의한 내부 장기 손상 가능성 없음, 노출 범위에 제한이 없음 | 척수 후방구조물만 노출 가능, 고정술이 필요한 경우 전방법보다 더 많은 척추분절을 고정하여야 함 |
| 경추경 transpedicular | whole spine | 단순하며 익숙한 해부학적 구조, 전방법에 의한 내부 장기 손상 가능성 없음, 노출 범위에 제한이 없음, 척추 안정성을 유지할 수 있음 | 척수 후방구조물과 추간판 공간의 후측방만 노출 가능, 고정술이 필요한 경우 전방법보다 더 많은 척추분절을 고정하여야 함 |
| 경후관절 transfacet | whole spine | 단순하며 익숙한 해부학적 구조, 전방법에 의한 내부 장기 손상 가능성 없음, 노출 범위에 제한이 없음, 경추경법보다 더 적은 양의 골조직 제거 | 척수 후방구조물과 추간판 공간의 후측방만 노출 가능, 고정술이 필요한 경우 전방법보다 더 많은 척추분절을 고정하여야 함 |
| | | **후측방접근법** | |
| 늑골횡돌기절제술 Costotransversectomy | T1-12 | 전, 후방 구조물을 동시에 노출 가능, 전방법에 의한 내부 장기 손상 가능성 없음 | 연부조직 손상이 심함, 기술적 난이도가 높음, 전방 구조물 노출이 제한적임, 전방 고정술을 병용하기 어려움 |
| 측방체강외 lateral extracavitary | T1-L5 | 전, 후방 구조물을 동시에 노출 가능, 전방법에 의한 내부 장기 손상 가능성 없음, 늑골횡돌기절제술보다 더 넓은 전방 노출 가능 | 연부조직 손상이 심함, 기술적 난이도가 높음, 전방 구조물 노출이 제한적임, 전방 고정술을 병용하기 어려움 |

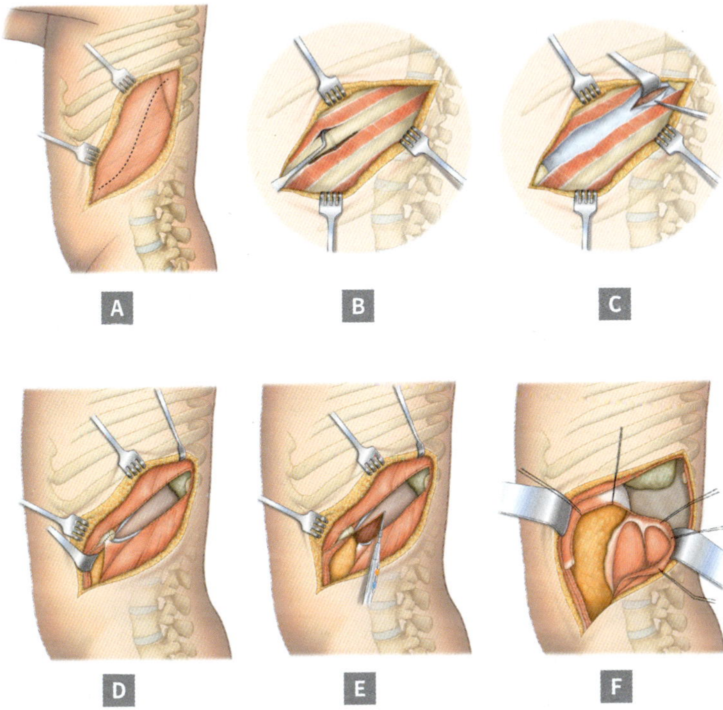


그림 33-3. **흉복부 근육, 늑골, 횡경막의 절개와 박리(Serial incision and dissection of the thoracic and abdominal wall, rib, and diaphragm).**

(A) 광배근과 외사근의 절개(incision of the latissimus dorsi and external oblique muscle)

(B) 늑골의 골막하 박리(subperiosteal dissection of the rib)

(C) 늑골 골막과 흉막의 절개(incision of periosteum of the rib and pariotal pleura)

(D) 후복막 공간의 박리와 노출(blunt dissection and exposure of the retroperitoneal space)

(E) 횡경막의 절개(incision of the diaphragm)

(F) 흉강과 후복막 공간의 노출(exposure of the pleural cavity and retroperitoneal space) *(Ch 33, p352 참고)*

# 34 요추부 전방 및 측방접근법

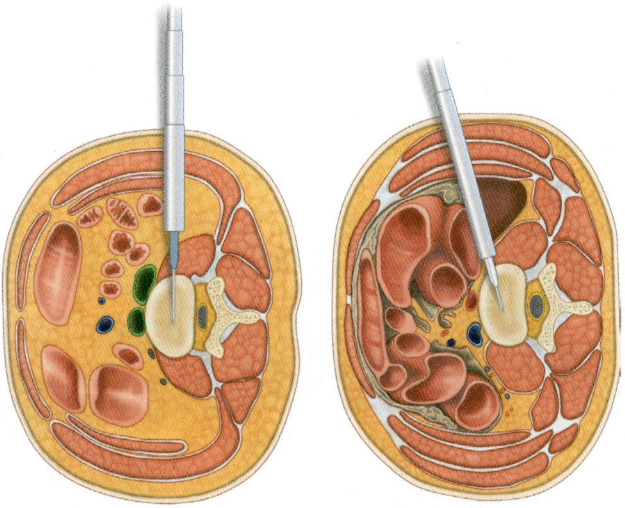


그림 34-2. DLIF와 OLIF의 수술 접근법 *(Ch 34, p358 참고)*

# 35 요추부 후방접근법

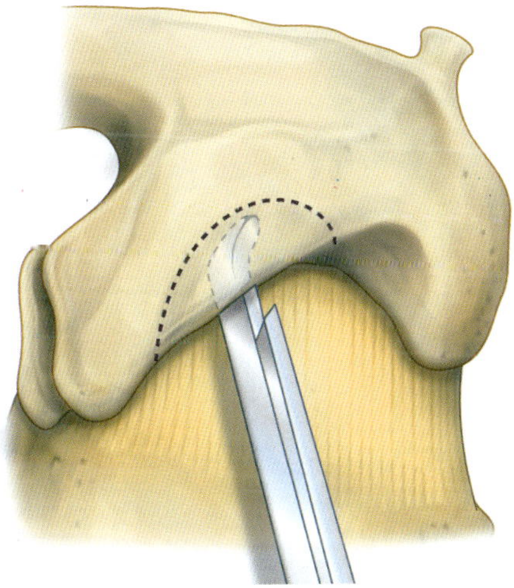

그림 35-3. Micropunch를 이용하여 돌출된 상부 척추후궁의 아래쪽 가장자리를 제거할 수 있다. *(Ch 35, p365 참고)*

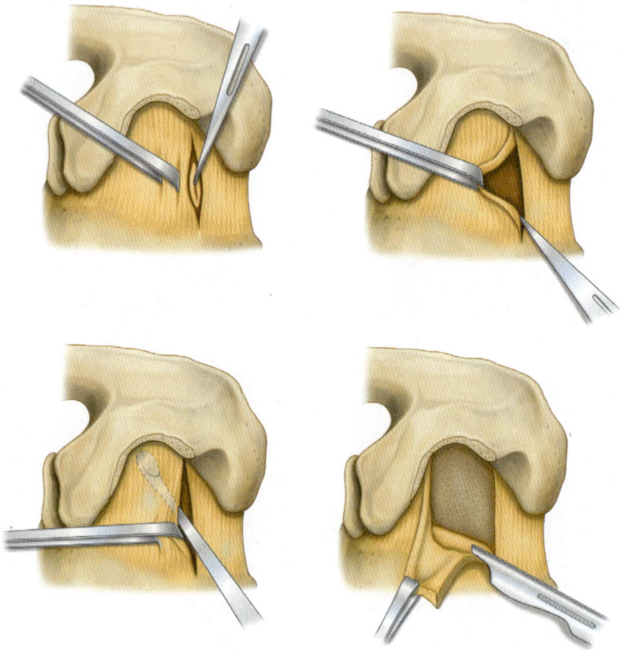

그림 35-4. **황색인대 제거** *(Ch 35, p365 참고)*

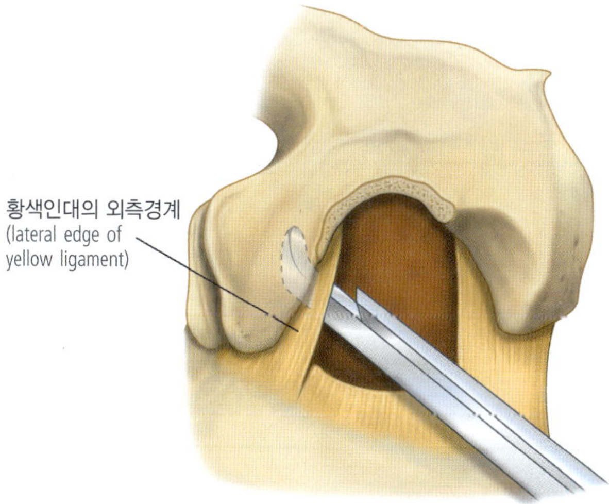


그림 35-5. **신경근 바로 위쪽의 황색인대를 외측으로 젖힐 때 신경근 자체로 오인하는 경우가 있다.** *(Ch 35, p365 참고)*

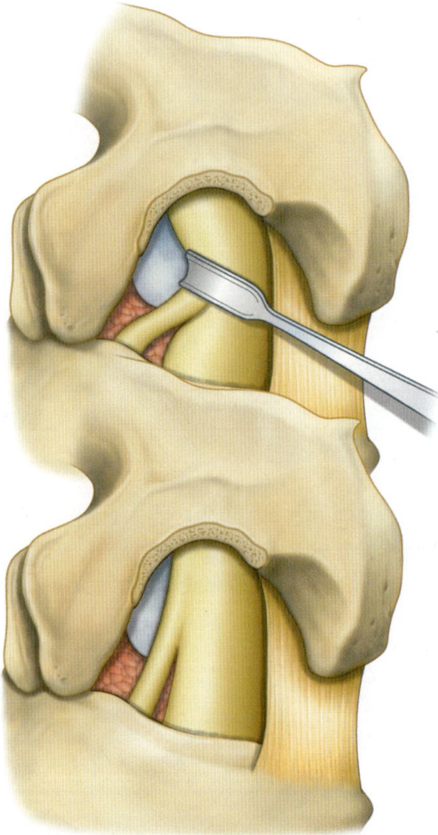

그림 35-6. **부적당한 외측 뼈의 노출은 과도한 신경근과 경막을 견인시키지만 적절한 외측 뼈의 노출은 신경근의 견인을 거의 하지 않는다.** *(Ch 35, p366참고)*

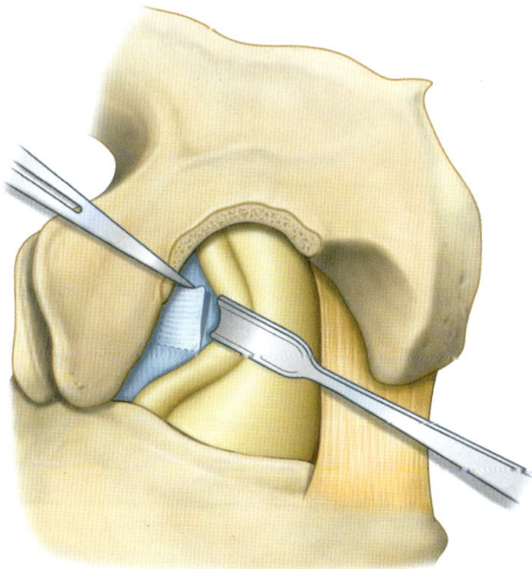

그림 35-7. 11번 수술용 칼로 섬유륜에 직사각형의 개창을 시행하고 이 열린 공간을 통하여 추간판을 제거한다. *(Ch 35, p366 참고)*

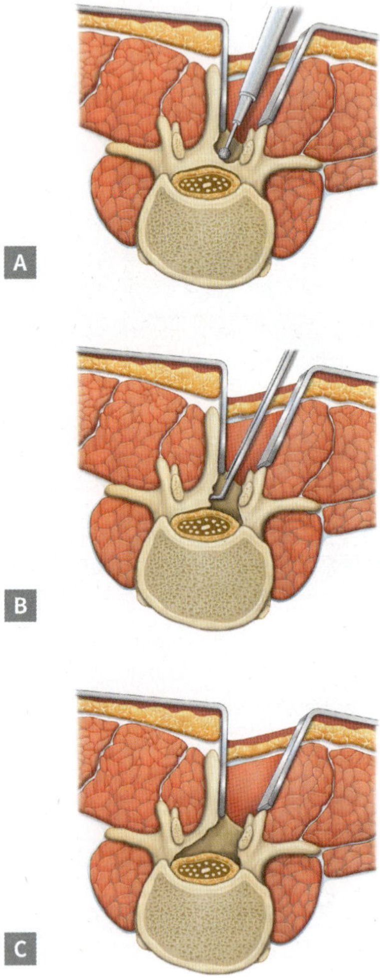

그림 35-9. **ULBD (Unilateral Laminectomy Bilateral Decompression)** (A) 드릴을 이용한 후궁절제하는 모습, (B) 동측의 황색인대를 제거한 모습, (C) 반대쪽 황색인대 제거한 모습. *(Ch 35, p367 참고)*

SECTION

# 09

# 골유합과 이식술

# 37 골편 채취의 방법

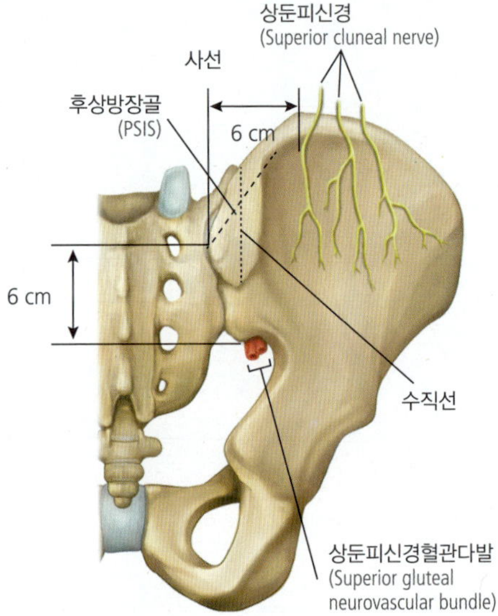


그림 37-3. **상후장골극에서 상둔피신경과 상둔신경혈관 다발의 해부학적인 위치.** *(Ch 37, p394 참고)*

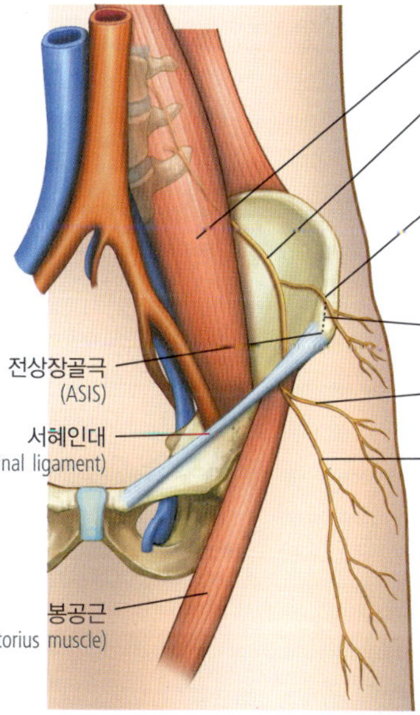


**그림 37-10. 골반 주변에서 외측대퇴피신경의 분포** 상전장골극에서 2 cm 이내에 이상외측대퇴피신경이 분포하는 경우가 있어 주의를 요함. *(Ch 37, p397 참고)*

# 38 골유합의 기전

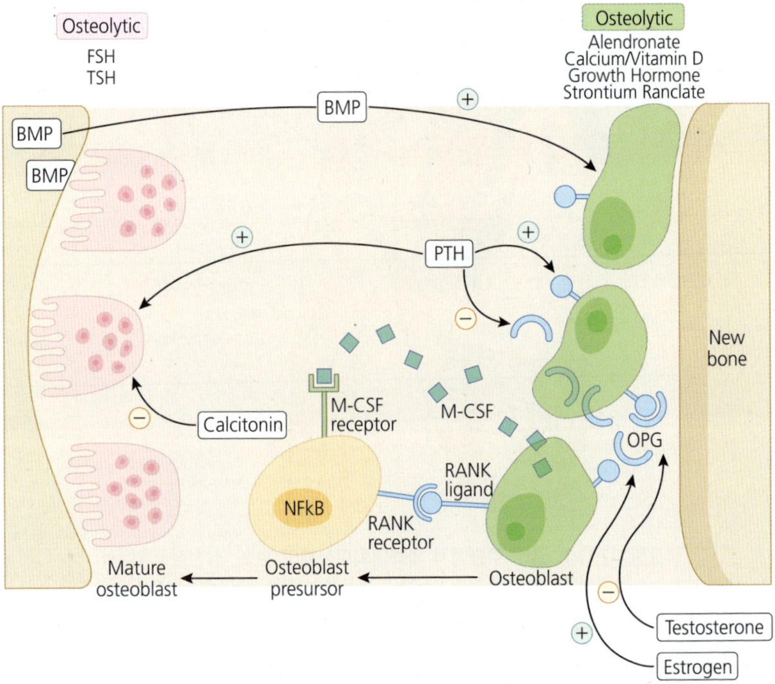


**그림 38-2.** 골골모세포에서 분비된 M-CSF (M-cerebrospinal fluid)가 중간파골세포에 있는 M-CSF receptor와 결합함으로써 중간파골세포가 유지된다. 이 중간파골세포는 파골세포의 전구세포로서골모세포의 RANKL (RANK ligand)와 중간파골세포의 RANK receptor의 결합으로 파골세포가 생성된다. 이러한 파골세포형성이 중단되어야 할 경우에는, 골모세포가 OPG (osteoprotegerin)를 분비하고, 분비된 OPG가 RANKL에 결합하여 중간파골세포의 작용을 막아 파골세포형성이 중단된다. *(Ch 38, p403 참고)*

**표 38-1. 골이식의 종류 및 특성** *(Ch 38, p405 참고)*

| 이식편 종류 Materials | 골생성 | 골유도 | 골전도 |
|---|---|---|---|
| 자가해면골autogenous cancellous bone | ++ | ++ | + |
| 자가피질골autogenous cortical bone | + | + | + |
| 혈관부착자가골vascularized autograft | ++ | ++ | + |
| 동종골allograft | | ± | + |
| 골수bone marrow | ++ | ++ | |
| 탈미네랄화골기질demineralized bone matrix | | + | ± |
| 교원섬유collagen | | | + |
| 세라믹ceramics | | | + |
| 골형성단백질bone morphogenetic protein | | ++ | |

# 39 척추골유합의 최신지견

**표 39-1. 다양한 골유합 물질과 작용 기전** *(Ch 39, p409 참고)*

| 유합에 관여 | 이식 물질 |
|---|---|
| 골생성osteogenesis | 자가골autograft, bone marrow cells |
| 골유도osteoinduction | auto/allo-bone, DBM, BMPs |
| 골전도osteoconduction | auto/allo-bone, DBM, ceramics |
| 구조적 지지structural support | bone with cage, cortical ring |

SECTION

# 10

# 전신성 및 대사성 질환

# 43 강직성 척추염 및 기타 척추염

표 43-1. **Modified New York Criteria and Assessment of Spondyloarthritis International Society Criteria for Ankylosing Spondylitis** *(Ch 43, p443 참고)*

**Modified New York Criteria for ankylosing Spondylitis (1984)**

- Clincal Criteria
  - Low back pain and stiffness for more than 3 months that improves with exercise, but is not relieved by rest
  - Limitation of motion of the lumbar spine in the sagittal and frontal planes
  - Limitation of chest expansion relative to normal values correlated for age and sex
- Radiological citerion
  - Sacroiliitis grade > 2 bilaterally or grade 3~4 unilaterally

**ASAS criteria for classification of axial spondyliarthritis (to be applied in patients with chronic back pain and age at onset of back pain < 45 years)**

| Sacroiliitis on imaging* plus > 1 SpA feature# | or | HLA-B27 plus > 2 other SpA feature# |
|---|---|---|

# SpA features
- inflammatory back pain
- arthritis
- enthesitis (heel)
- Uveitis
- Dactylitis
- Psoriasis
- Crohn's/colitis
- good response to NSAIDs
- family history for SpA
- HLA-B27
-elevated CRP

*Sacroiliitis on imaging
- active (acute) inflammation on MRI higly suggestive of sacroiliitis associated wit SpA
- definite radiographic sacroiliitis according to mod NY criteria

표 43-2. Signal characteristics of MRI sequences used for the imaging of spine and sacroiliac joints *(Ch 43, p444 참고)*

| Sequence | Spinal fluid (water content) | Intervertebral disc (water content) | Subcutaneous fat tissue | Active inflammatory lesions |
|---|---|---|---|---|
| T1-weighted | Hypointense | Hypointense | Hyperintense | Hypointense |
| T1-weighted post-gadolinium<br>With fat saturation<br>Without fat saturation (not recommended) | Hypointense | Hypointense | Hypointense<br>Hyperintense | Hyperintense |
| Short tau inversion recovery (STIR) | Hyperintense | Hyperintense (hypointense if disc is degenerative) | Hypointense | Hyperintense |

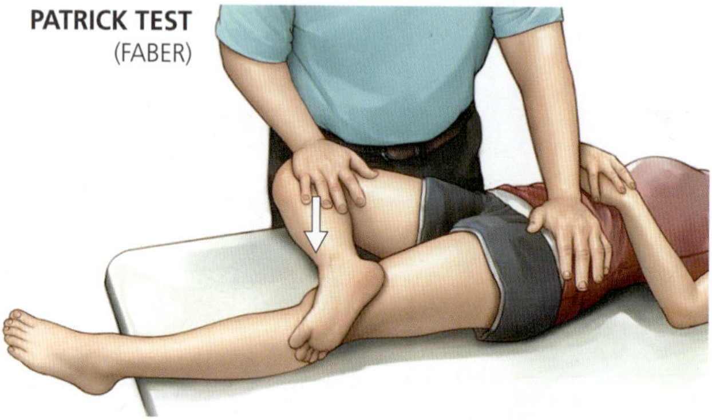


**그림 43-4. Patrick test** 병변 동 측의 hip joint를 Flexion, abduction, external rotation하여 통증이 유발되는지를 확인한다. *(Ch 43, p445 참고)*

SECTION

# 11

# 척추 감염성 질환

# 44 척추감염의 전반적 고찰

표 44-3. **척추염의 영상 의학적 차이점 소견** *(Ch 44, p457 참고)*

| | 화농성 | 육아종성 |
|---|---|---|
| 호발 부위 | 요추 | 흉요추 접합부 |
| 척추체 | 종말판 파괴 | 심한 척추체 붕괴 |
| 후방 구조물<br>posterior elements | 대부분 침범하지 않음 | 침범함 |
| 디스크 공간 | 침범함 | 다양함; 경하게 침범하거나 심하게 침범, 뼈의 파괴보다는 덜함. |
| 척추주위 구조물 침범 | 있다면: 두껍고 불규칙한 조영증강이 되는 경계를 가진 작은 농양 | 얇고 부드러운 조영 증강이 되는 경계를 가지는 큰 농양; 석회화가 있을 수 있다. |
| 다발부위 침범 | 흔하지 않다 | 흔하다 |
| Gibbus 변형 | 흔하지 않다 | 흔하다 |

**표 44-4. 화농성 척추염과 결핵성 척추염의 감별을 위한 MRI 소견** *(Ch 44, p459 참고)*

| 화농성 척추염의 가능성이 높은 소견 | 결핵성 척추염의 가능성이 높은 소견 |
|---|---|
| 경계가 불분명한 척추주변 비정상 신호강도 ill defined paraspinal abnormal signal intensity | 경계가 명확한 척추주변 비정상 신호강도 Well defined paraspinal abnormal signal intensity |
| 두껍고 불규칙한 농양의 벽 Thick irregular abscess wall | 얇고 규칙적인 농양의 벽 Thin and smooth abscess wall |
| 후종인대 밑으로 전파가 없거나 또는 세 레벨 미만의 전파No subligamentous spread or spread to less than three level | 후종인대 밑으로 세 레벨이상의 전파 Subligamentous spread to three or more vertebral levels |
| 두개 또는 그 미만의 척추체 침범 Involvement of two or fewer vertebral bodies | 다발성의 척추체 침범 Involvement of multiple vertebral bodies |
| 골내 또는 척추주변 농양이 없는 경우 Absence of intraosseous or paraspinal abscess | 골 내 농양 조변으로 환상 조영증강 Rim enhancement around intraosseous abscess |

# 46 결핵성 척추염 및 육아종성 척추감염

표 46-1. 파종성, 결핵성, 브루셀라성, 전이성 척추 질환의 비교 및 감별진단 *(Ch 46, p478 참고)*

| | Pyogenic | Tuberculous | Brucellar | Metastatic |
|---|---|---|---|---|
| Duration of illness (in months) | 2~3 | 3~6 | 2~6 | < 2 |
| Usual age of Presentation | Any age | Children and young adults | Middle-aged | Middle-aged and elderly |
| Anatomical location | Lumbar | Lumbo-thoraic | Lumbar | Thoracic |
| Vertebral and other Vertebral bodies and the Vertebral bodies and the Vertebral bodies and the Posterior wall of the structures involved intervening disk, minimal intervening disk, invervening disk, minimal vertebral body (60%), soft tissue involvement extensive soft tissue paraspinal foft tissue pedicles and lamina (50%) involvement (cold abscess) involvement, sacroiliitis | | | | |
| common predisposing factors | Systemic illnesses like diabetes mellitus | Exposure to tuberculous infection | Ingestion of unpasteurized milk | Presence of systemic mailgnancy |
| Common clinical features | Fever and marked back pain, myelopathy | Fever, malais and weight loss, backache, myelopathy | Fever, malaise, weight loss, backache | Bone pain at night, backache, back pain fllowed by radicular pain, myelopathy |
| Laboratory features | | | | |
| Leukocytsis | Present | Absent | Preset | Absent |
| Raised ESR | Raised | Raised | Raised | Not raised |
| C-reactive protein | Raised | May be raised | May be raised | Not raised |
| Neuroimaging (salient features) | Destruction of vertebral bodies and disc spaces, marked enhancement of the lesion, epidural abscess | Destruction of vertebral bodies and disc spaces, rim enhancement of the soft-tissue masses | Intact vertebral architecture despite diffuse vertebral osteomyelitis | Low signal intensity of t1-weighted images, hypersignal on T2- weighted images and heterogeneous enhancement |

SECTION

# 12

# 척추 및 척수 손상

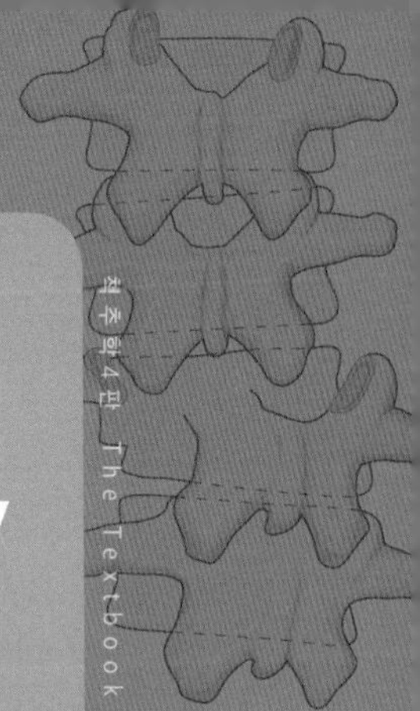

# 50 척수 손상의 기전 및 병태생리

**표 50-5. ASIA 손상척도(impairment scale)** *(Ch 50, p518 참고)*

| | |
|---|---|
| Grade A | 손상 부위 이하로 운동 및 감각 기능의 완전 소실 |
| Grade B | 손상부위 이하로 일부 감각기능 유지, 운동 기능 완전 소실 |
| Grade C | 손상부위 이하로 일부 감각, 운동기능 유지, 운동능력이 3등급 미만 |
| Grade D | 손상부위 이하로 일부 감각, 운동기능 유지, 운동능력이 3등급 이상 |
| Grade E | 정상 운동 및 감각 기능 |

**표 50-6. 출혈성 쇼크와 척수 쇼크의 감별진단** *(Ch 50, p519 참고)*

| | 출혈성 쇼크 | 척수 쇼크 |
|---|---|---|
| 맥박 | 빈맥 | 서맥 |
| 혈압 | 저하 | 저하 |
| 피부 온도 | 저하 | 상승 |
| 의식 | 저하 | 정상 |
| 소변량 | 감소 | 정상 |

# 53 상부 경추 손상의 분류 및 치료

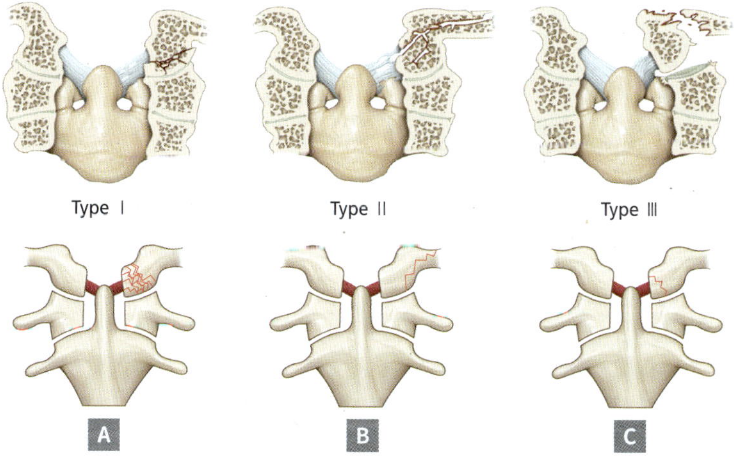


그림 53-2. **후두 관절돌기(occipital condyle) 골절의 분류** (A) 제1형은 매복 골절(impaction fracture). (B) 제2형은 두개기저골 골절과 동반된 골절이다. (C) 제3형은 익상 인대의 부착 부위에 생긴 견열골절(avulsion fracture)이다. *(Ch 53, p547 참고)*

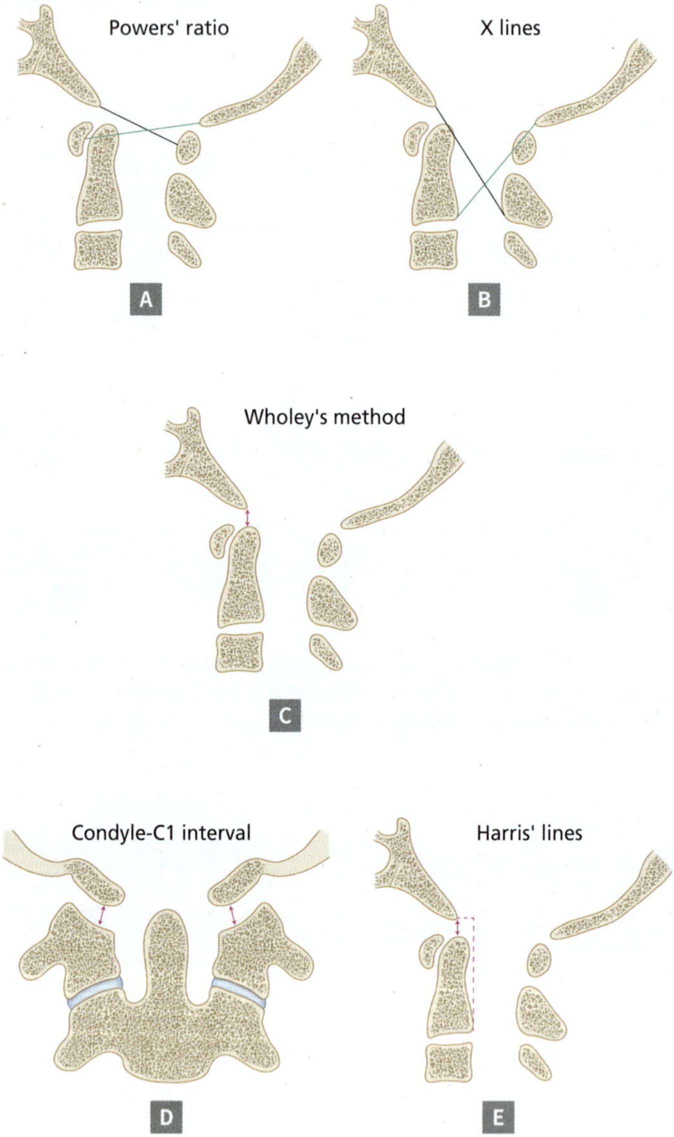
Powers' ratio
A
X lines
B
Wholey's method
C
Condyle-C1 interval
D
Harris' lines
E

| | Radiological Criteria | Normal Range | Suspicious of OCD |
|---|---|---|---|
| A | Powers Ratio | ≅0.77 | >1.0 |
| C | Wholey's Method<br>Dens-Basion Distance (DBD) | ≤ 5 mm (adult)<br>≥ 10 mm (child) | DBD > 12 mm |
| D | Condyle-C1 interval (CCI) | < 2 mm (adult)<br>< 4 mm (child) | |
| E | Harris' line<br>Basion-Axis interval (BAI)<br>Basion-Dens interval (BDI) | | BAI > 4 mm (anterior)<br>BAI >12 mm (posterior)<br>BDI > 12 mm |

**그림 53-3. 후두골-환추 관절 전위를 진단하는 방사선학적 검사 지표들** (A) Powers 비(ratio)는 [경사대 기저점(B)-환추 후궁의 내측면(C)간 거리] / [큰구멍뒷점(O, opisthion)-환추 전궁의 내측면(A)간 거리]로 정의하고 이 비가 정상인에서 0.77이고, 1.0 이상이면 환추-후두골전위를 시사한다. (B) 경사대 기저점-축추 극돌기-추궁 경계선(C2SI) 중앙부를 연결하는 선은 치상돌기를 접선으로 지나야 되고 큰구멍뒷점(C, opisthion)과 축추체의 후하면을 연결하는 선은 환추의 극돌기-추궁경계선의 상부 끝을 가로질러야 한다. (C) 치상돌기-경사대 기저점간 거리(Dens-Basion Distance)는 성인에서 5 mm, 유아에서 10 mm까지가 정상이다(Wholey's method). (D) 후두 관절돌기- 환추 관절 간격(Condyle-C1 interval, CCI); 정상은 성인에서 < 2 mm, 소아에서 < 4 mm이다. (E) Harris' line; 경사대 기저점-축추 후방라인(basion-axis interval, BAI)이 전방 4 mm / 후방 12 mm 이상 간격이 있거나 또는 BDI가 12 mm 이상일 때 비정상이라 진단한다. *(Ch 53, p548 참고)*

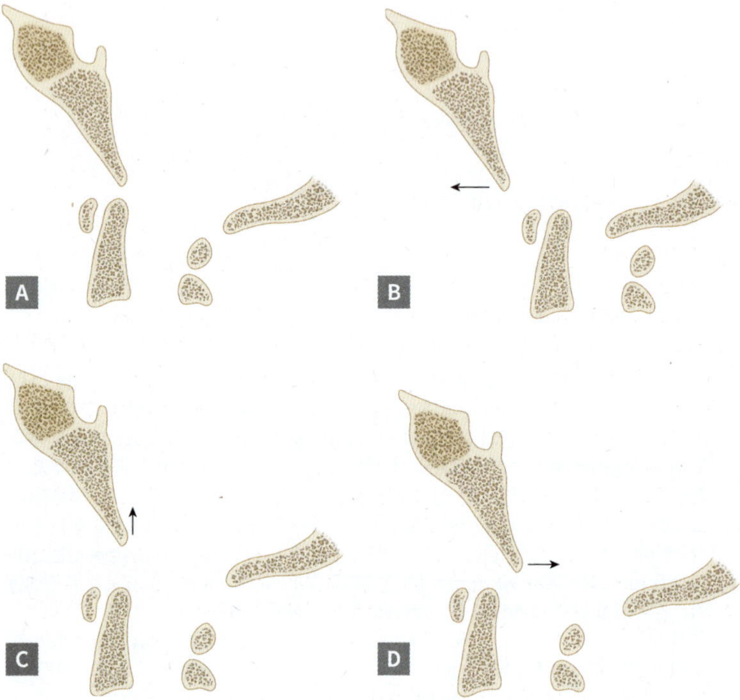


**그림 53-4. 후두골-환추 관절 전위의 분류** (A) 정상인 (B) 제1형: 전방 전위 (C) 제2형: 후두와 환추가 수직 방향으로 분리됨 (D) 제3형: 후방 전위. *(Ch 53, p549 참고)*

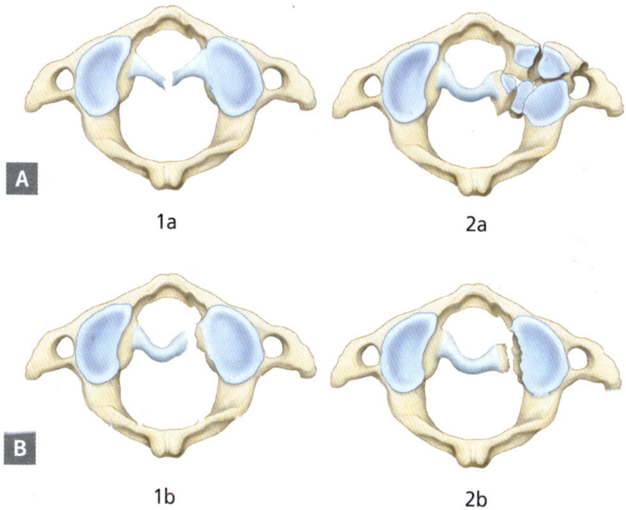


**그림 53-5. 환추 횡인대 손상의 분류** 제1형은 횡인대파열이 중앙부에서 발생한 1a형과 골결절 횡인대 부착 부위에서 파열된 1b형으로 나눌 수 있고 제2형은 환추 외측괴(lateral mass)에 복잡 골절이 발생하여 횡인대가 부착되는 골결절(tubercle)의 골절이 동반된 2a형과 외측괴는 손상되지 않고 골결절이 견열골절(avulsion fracture)된 2b형으로 나눌 수 있다. *(Ch 53, p550 참고)*

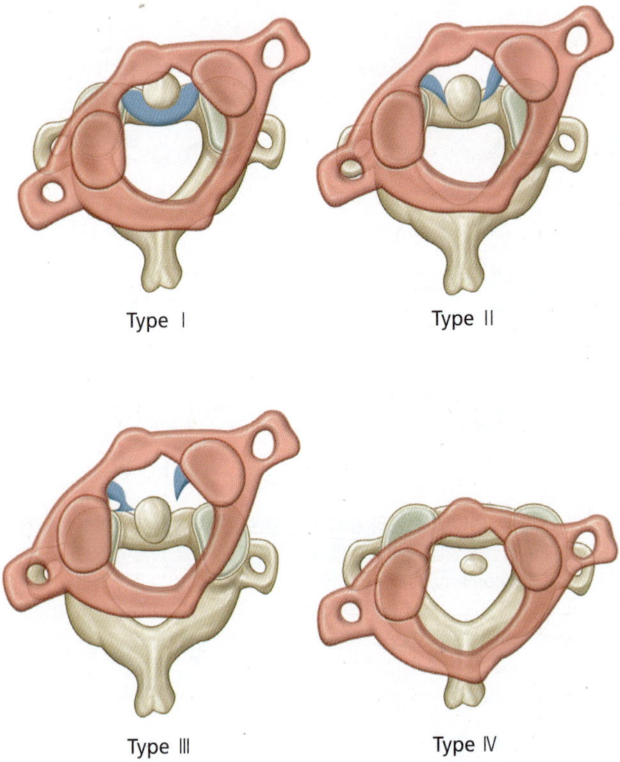


**그림 53-7. Fielding과 Hawkins가 제안한 제1-2 경추간 회전성 탈구의 분류** 제1형은 전방 전위가 없이(< 3 mm) 치상돌기를 중심으로 회전한 경우이고, 제2형은 안쪽 측관절 돌기를 중심으로 회전하여 환추가 전방으로 3-5 mm 이동하였을 때, 제3형은 환추가 5 mm 이상 전방으로 전위한 경우, 제4형은 치상돌기 골절 등이 동반되어 환추의 후방 전위가 일어났을 때를 말한다. *(Ch 53, p550 참고)*

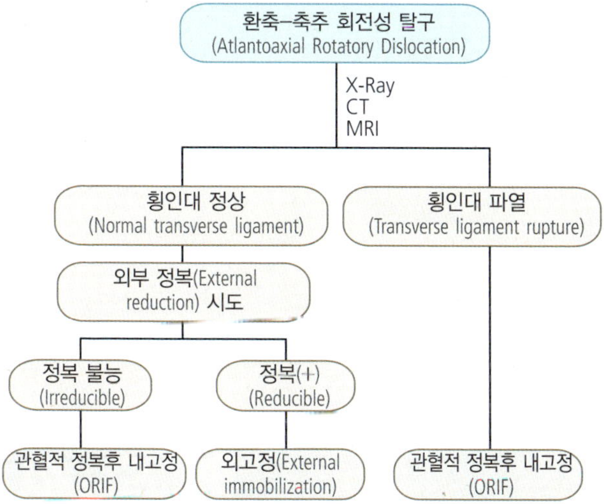


그림 53-8. **제1-2 경추간 회전성 탈구의 치료 알고리즘** 대부분의 환자가 수술 없이 보존적 치료만으로 성공적으로 정복되고 안정된다. *(Ch 53, p551 참고)*

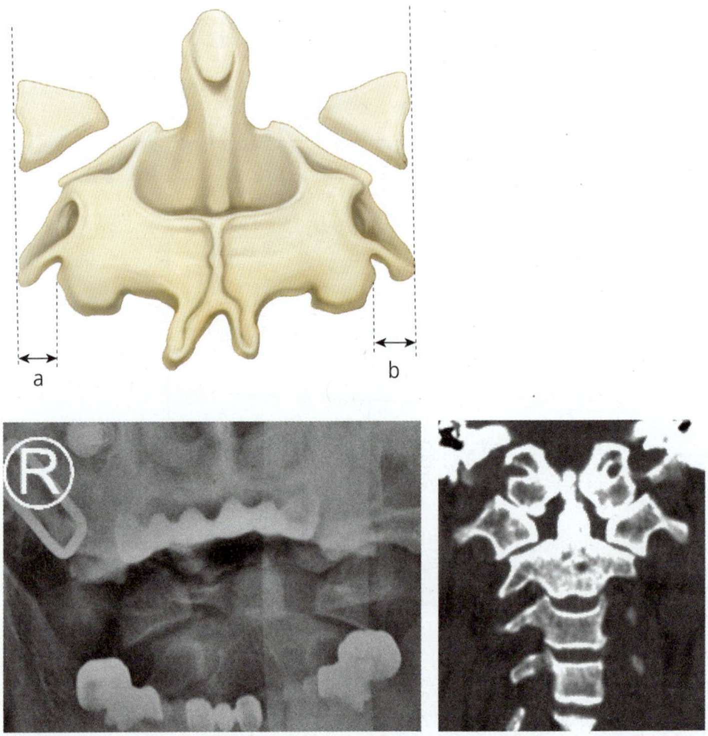


**그림 53-9. Jefferson 골절의 방사선학적 소견(open-mouth view, coronal view CT)**
전형적인 환추(atlas)의 파열 골절(burst fracture)이다. 양측 환추 측괴(lateral mass)가 축추(axis)의 외측괴의 바깥쪽으로 전위가 일어나 있다. 합(a + b)은 양쪽 측괴의 총 외측 전위를 나타나는 데 7 mm 이상 전위가 일어나면, 환추 횡인대 손상을 의심하여야 한다. *(Ch 53, p551 참고)*

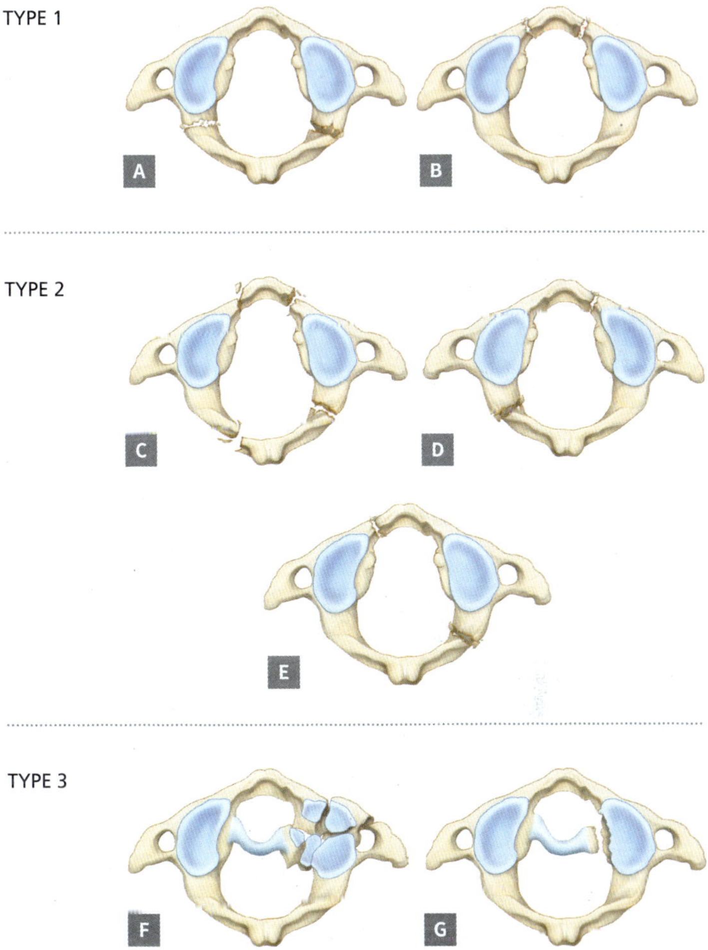


**그림 53-10. 환추 골절의 Landell 과 Van Peteghem 분류** 제1형(A, B): 환추의 후궁 또는 전궁에 국한된 골절. 제2형(C, D, E): 환추 전, 후궁이 모두 골절되는 경우로 4곳의 골절을 보이는 고전적인 개념의 Jefferson 골절과 방출성 골절이 해당된다. 제3형(F, G): 일측 측괴(lateral mass)의 복합 골절과 선골절이 해당된다. 횡인대가 부착되는 골결절이 떨어져 횡인대가 기능을 하지 못하면 제1-2 경추간 불안정성이 생긴다. *(Ch 53, p552 참고)*

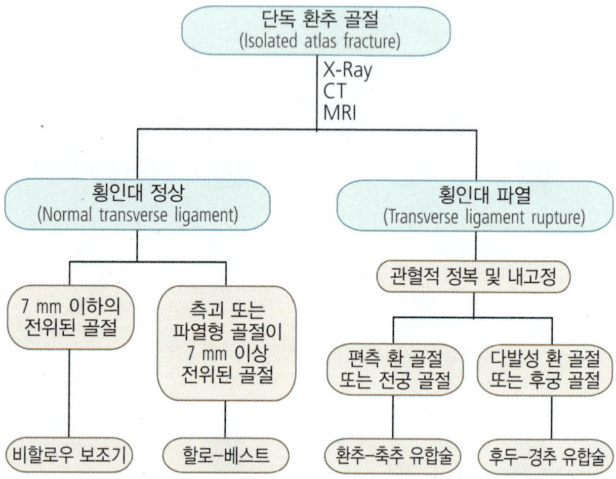


**그림 53-11. 환추 골절의 치료 알고리즘** 치료방법을 결정함에 있어 가장 중요한 요소들은 골의 분쇄 정도, 측방 전위 정도, 횡인대 손상 유무이다. 횡인대 자체의 손상 시에는 수술이 우선 고려된다. 전위가 심하지 않거나 횡인대는 비교적 보존되면서 환추의 측괴에 분쇄 골절이 일어난 경우에는 Halo-vest 고정으로 먼저 치료하고 결과도 좋다. 부정유합과 지속적인 불안정성이 있는 경우 수술을 고려해야 한다. 전위가 없거나 미세하면 halo-vest 보다 약한 보조기를 사용하면 된다. *(Ch 53, p552 참고)*

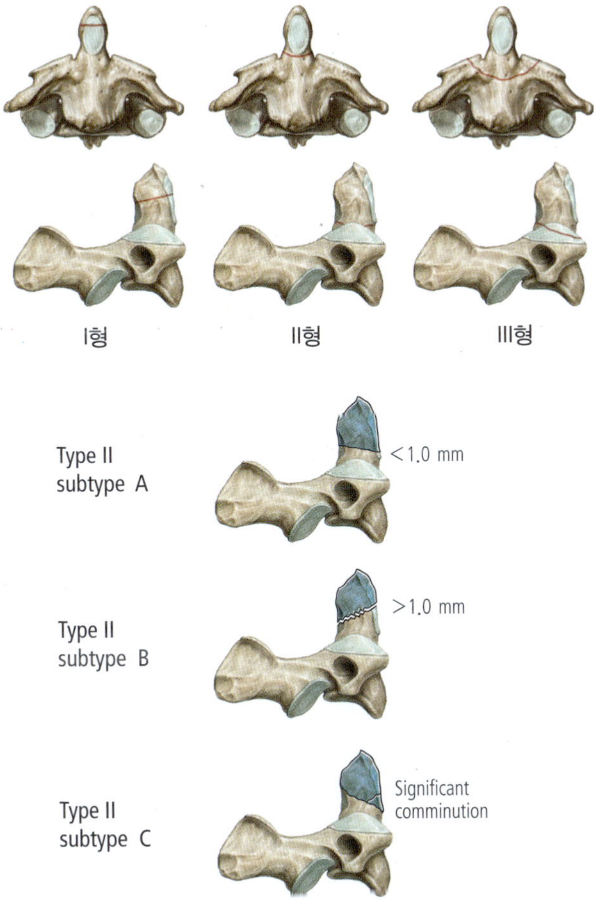


**그림 53-13. 축추 치상돌기 골절(axis odontoid fracture)의 분류**
제2형의 아분류는 2005년 Graue 등이 기술한 것으로 골절편의 변위가 1 mm 이하이면 제2A형으로 보존적인 치료를, 골절편 변위가 1 mm 이상인 제2B형에서는 전방 치상돌기나사 삽입을, 분쇄 또는 절단이 심한 제3C형의 경우에는 후방 고정을 시행할 것을 제안하였다. *(Ch 53, p553 참고)*

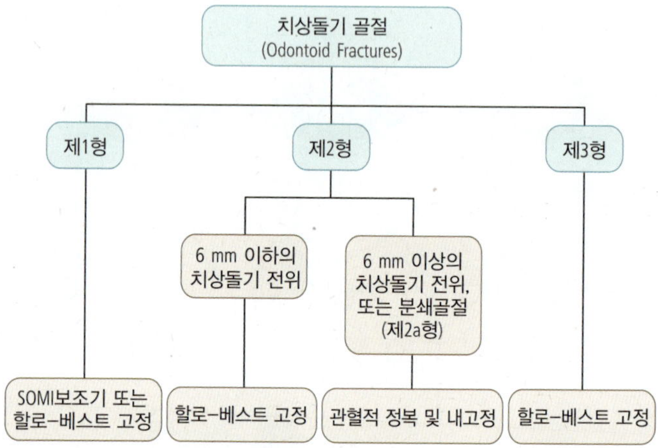


**그림 53-14. 축추 치상돌기 골절의 치료 알고리즘** 제1, 3형의 치상돌기 골절들은 외고정만으로 치료가 잘된다. 6 mm 이상의 전위가 일어난 경우(90%의 불유합률), 분쇄 골절 또는 횡인대손상이 동반되면 수술을 요한다. *(Ch 53, p554 참고)*

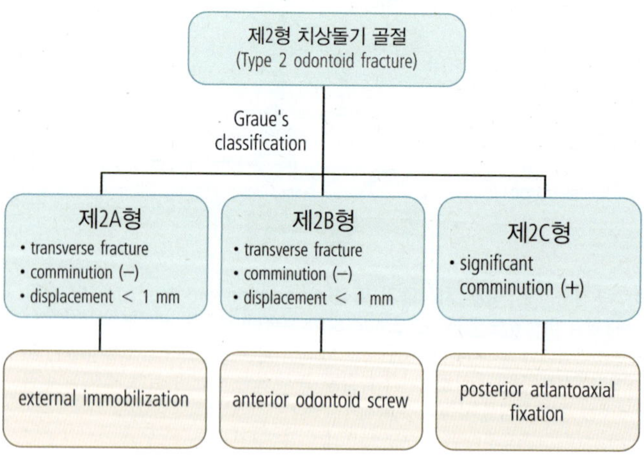


**그림 53-15. Graue에의 분류에 따른 제2형 치상돌기 골절의 치료**
*(Ch 53, p554 참고)*

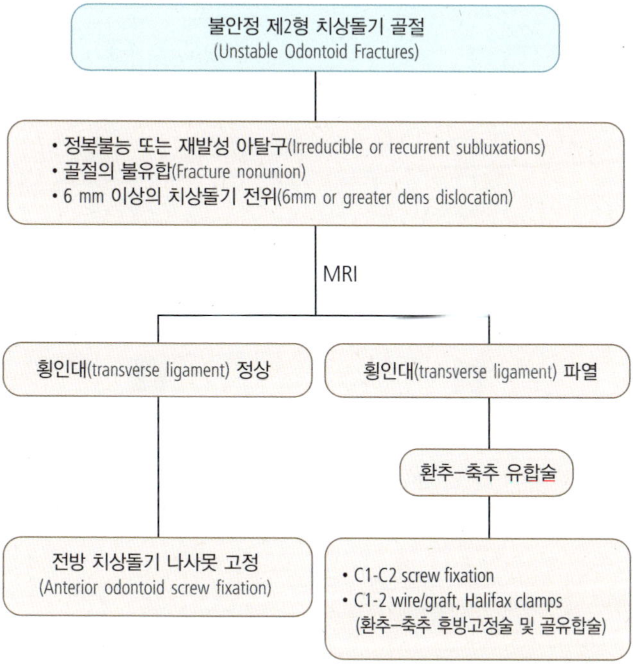


**그림 53-17. 불안정한 제2형 치상돌기 골절의 치료** *(Ch 53, p555 참고)*

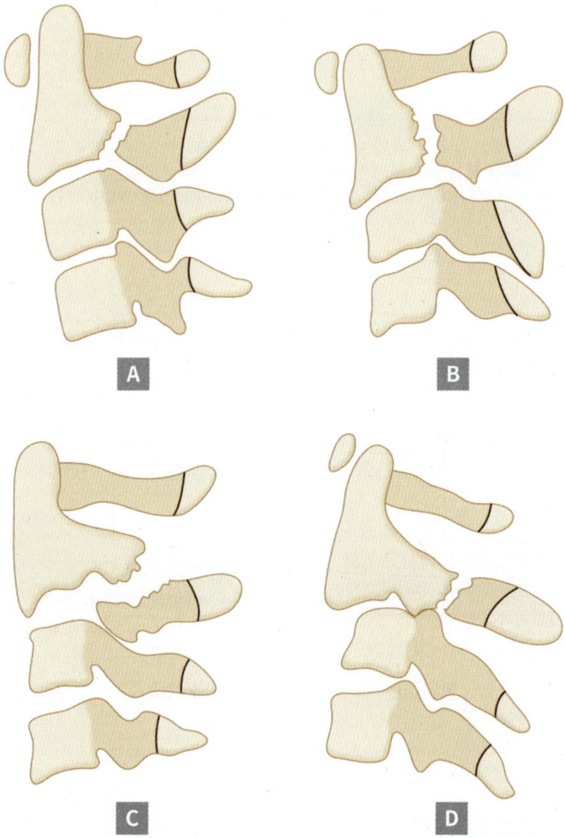


**그림 53-18. 축추(Axis) 교수형 골절(Hangman fracture)의 분류**
(A) 제1형: 3 mm 이하의 전위만 있고 각변형은 없는 축추의 양측 관절간부 골절 (B) 제2형: 각변형이 있고 3 mm 이상의 전위가 있는 골절로 제2-3 경추간판 파열이 잘 동반된다. (C) 제2A형: 각변형은 심하나 전위가 없거나 심하지 않는 골절로 디스크와 전종인대(ALL) 손상이 있다. 치료를 위해 과도한 견인을 시도하면 척수의 손상이 올 수 있다. (D) 제3형: 심한 각변형과 전위가 동반된 불안정성 골절로 제2-3 경추간 후관절 탈구가 동반되는 형태이며 후종인대(PLL)와 추간판의 파열이 일어난다. *(Ch 53, p555 참고)*

# 54 하부 경추 손상의 분류 및 치료

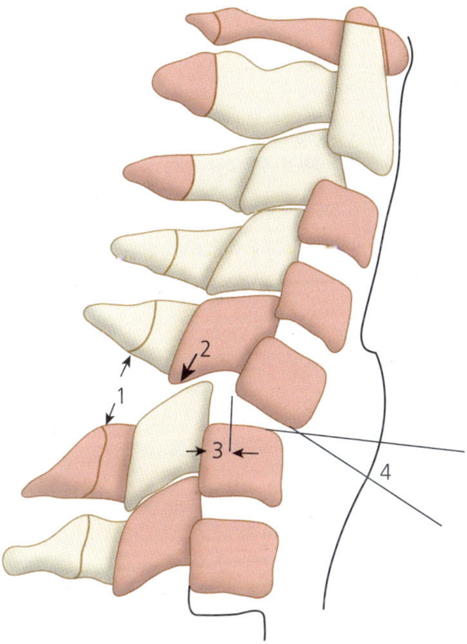


그림 54-1. **경추 불안정성의 소견** 1. 극돌기간 거리 증가, 2. 후관절 평행이 어긋남, 3. 3.5 mm 이상의 전위, 4. 11도 이상의 각변형. *(Ch 54, p560 참고)*

**표 54-2. SLIC system, 합이 3점 이하; 비수술적 치료, 4점; 치료자가 결정, 5점 이상; 수술적 치료** *(Ch 54, p563 참고)*

| Characteristics | Points |
|---|---|
| Injury morphology | |
| No abnormality | 0 |
| Compression | 1 |
| Burst | 2 |
| Distraction | 3 |
| Translation | 4 |
| Integrity of the disco-ligamentous complex | |
| Intact | 0 |
| Indeterminate | 1 |
| Disrupted | 2 |
| Neurological status | |
| Intact | 0 |
| Nerve root injury | 1 |
| Complete | 2 |
| Incomplete | 3 |
| Persistent cord compression | +1 |

SLIC : Subaxial cervical spine injury classification

표 54-3. **Type A** *(Ch 54, p563 참고)*

| Type | Description | |
|---|---|---|
| A0 | no bony or minor injury such as an isolated lamina or spinous process fracture (A0 is also used when a patient presents with central cord syndrome without an associated fracture) | 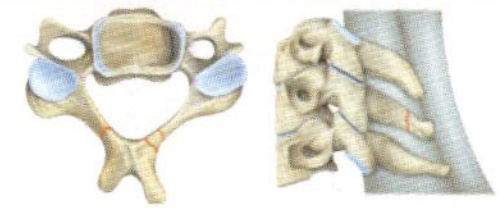 |
| A1 | compression fractures involving a single endplate without involvement of the posterior wall of the vertebral body | 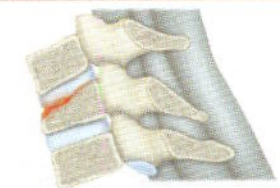 |
| A2 | coronal split or pincer fractures involving both endplates without involvement of the posterior of the vertebral wall | 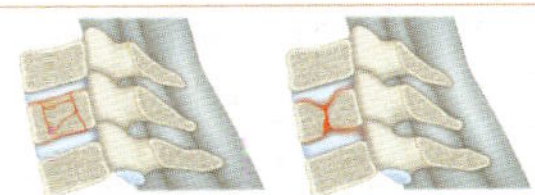 |
| A3 | burst fractures involving a single endplate | 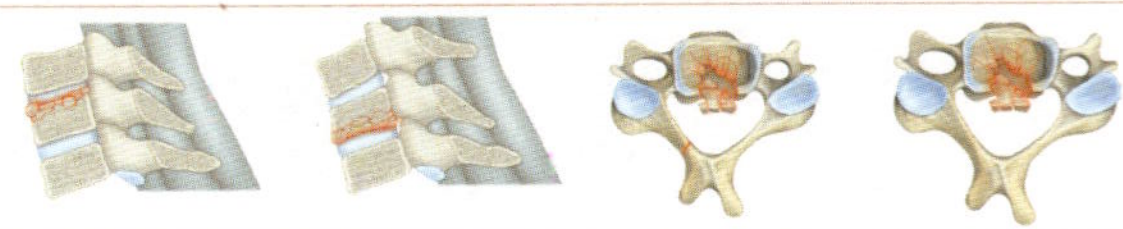 |
| A4 | burst fracture or sagittal split injury involving both endplates | 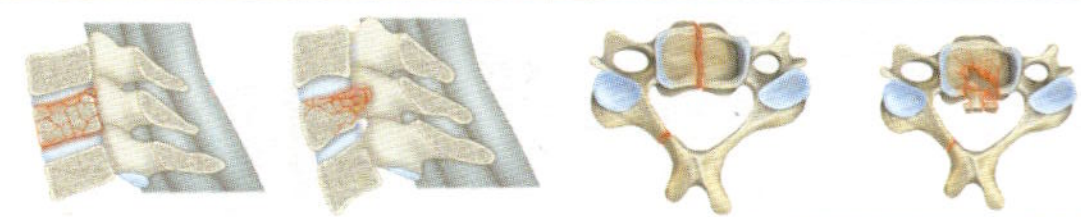 |

A0 – 골절이 없거나, 후궁(lamina) 또는 극돌기 골절 같은 미세한 손상, 또한 골절을 동반하지 않는 중심척수증후군(central cord syndrome)
A1 – 척추체 후면을 침범하지 않고 단일 종판(end plate)만을 침범하는 압박 골절
A2 – 척추체 후면을 침범하지 않고 양 종판을 침범하는 관상 분리(coronal split) 또는 협공 골절(pincer fracture)
A3 – 단일 종판을 침범하는 방출성 골절
A4 – 양 종판을 침범하는 방출성 골절 또는 시상 분리(sagittal split)

**표 54-4. Type B** *(Ch 54, p564 참고)*

| Type | Subtype | Description | |
|---|---|---|---|
| B1 | Posterior Tension Band Injury (bony) | bony posterior tension band injury | 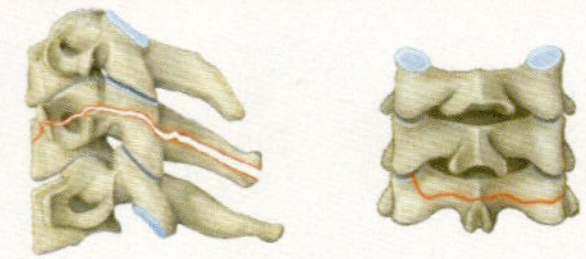 |
| B2 | Posterior Tension Band Injury (bony Capsuligamentous, ligamentous) | complete disruption or separation of the posterior capsuloligamentous or bony capsuloligamentous structures | 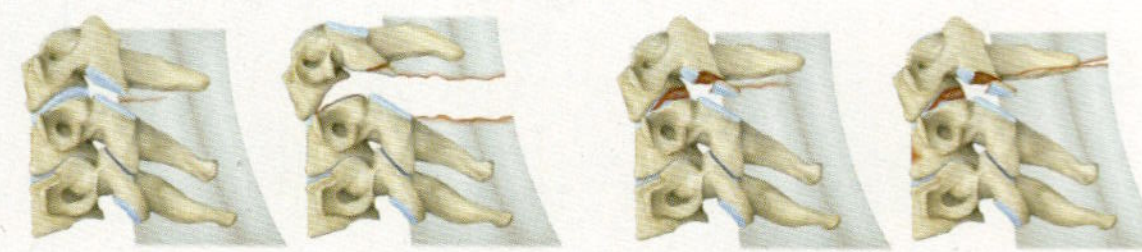 |
| B3 | Anterior Tension Band Injury | anterior tension band injury: physical disruption or separation of the anterior structures (bone/disk) with tethering of the posterior elements | 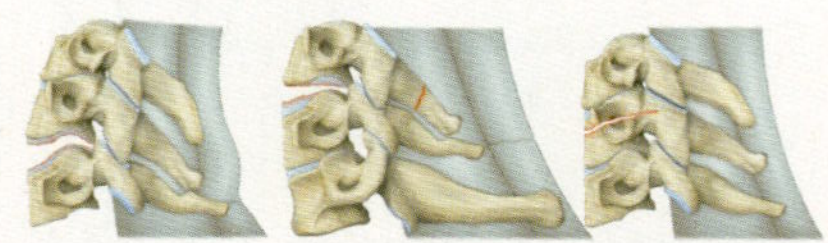 |

B1 - 후방 장력 밴드 손상[골(bony)] 손상: 골절된 골 구조물로 인하여 분리가 일어난다. 이 손상은 척추체, 추간판을 포함한 전방 구조물 손상까지 일어날 수 있다.
B2 - 후방 장력 밴드[골, 관절낭인대 복합체(capsuloligamentous complex), 인대(ligamentous)] 손상: 후방 관절낭인대 복합체 또는 골성 관절낭인대 복합체의 완전 손상 또는 분리로 척추체, 추간판을 포함한 전방 구조물 손상까지 일어날 수 있다.
B3 - 전방 장력 밴드 손상: 후방 인대 손상을 동반하지 않는 전방 구조물(척추체, 추간판)의 파열 및 분리

표 54-5. **Type C** *(Ch 54, p565 참고)*

| Type | Description |
|---|---|
| C | translational injury in any axis-displacement or translation of one vertebral body relative to another in any diection 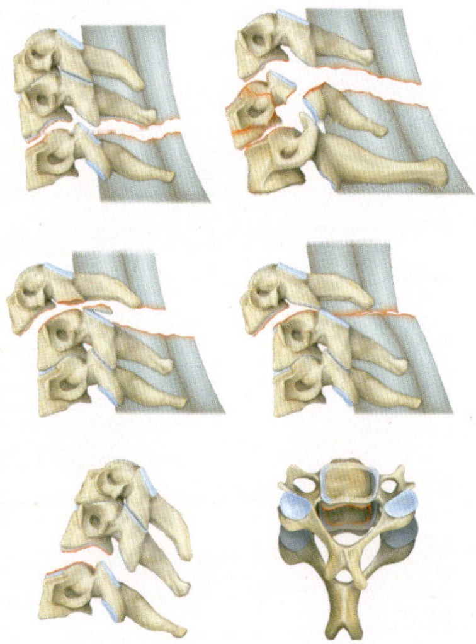 |

**표 54-6. 후관절 손상** *(Ch 54, p566 참고)*

| Type | Description | |
|---|---|---|
| F1 | nondisplaced facet fracture (either superior or inferior facets): fragment < 1 cm, < 40% lateral mass | 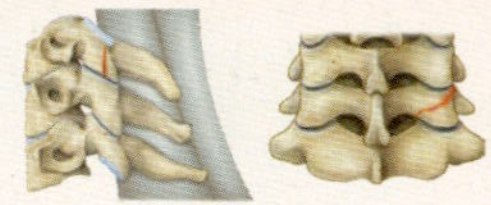 |
| F2 | facet fracture with potential for instability (either superior or inferior facets): fragment > 1 cm, > 40% lateral mass or displaced | 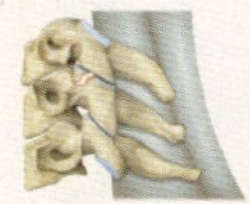 |
| F3 | floating lateral mass: disruption of pedicle and lamina resulting in disconnection of superior and inferior articular processes at a given level or set of levels | 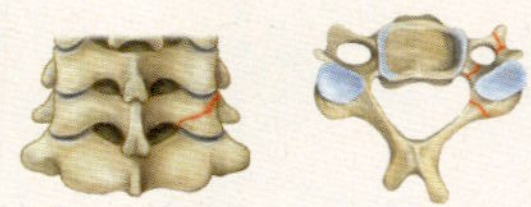 |
| F4 | pathologic subluxation or perched/dislocated facet | 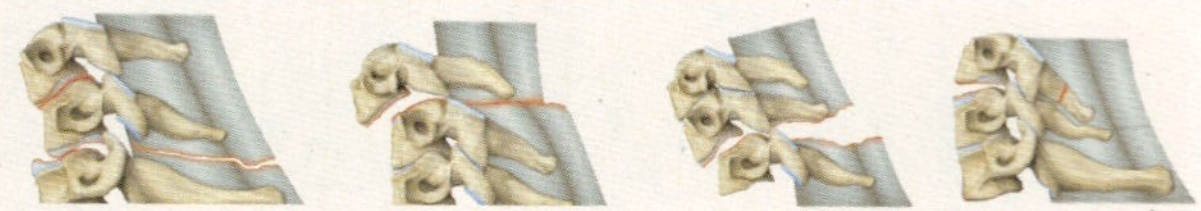 |
| BL | Bilateral injury | |

F1 - 전위가 없는 후관절 골절(non-displaced facet fracture): 상부 또는 하부 후관절에서 발생할 수 있으며 골절편이 1 cm 이하, 가쪽덩이의 40% 이하

F2 - 불안정성의 가능성이 있는 후관절 골절(facet fracture with potential for instability): 상부 또는 하부 후관절에서 발생할 수 있으며 골절편이 1 cm 이상, 가쪽덩이의 40% 이상 또는 전위

F3 - 부유 가쪽덩이(floating lateral mass): 상부와 하부 관절돌기(articular process)의 분리로 척추경(pedicle)과 후궁의 파열

F4 - 관절의 병적 아탈구 또는 전위(pathologic subluxation or perched/dislocated facet): 상부 척추의 하부 관절돌기가 하부 척추의 상부 관절돌기에 걸쳐 있거나 또는 상부 척추의 하부 관절돌기가 하부 척추의 상부 관절돌기에 대하여 전위되나 하부 척추의 상부 관절돌기 앞쪽을 넘어가지 않을 경우에 해당한다.

BL - 양측성(Bilateral): 같은 척추에서 같은 종류의 후관절 손상이 양측에 있을 경우 사용되는 수정이다.

**표 54-7. 신경학적 상태** *(Ch 54, p567 참고)*

| Type | Description |
|---|---|
| NO | Neurologically Intact |
| N1 | Transient neurologic deficit |
| N2 | Radiculopathy |
| N3 | Incomplaete spinal cord injury |
| N4 | Complete spinal cord injury |
| NX | Neurologically status unknown |
| + | Ongaing cord compression in setting of incomplete neurologic deficit or nerve injury |

N0 - 신경학적 이상 없음
N1 - 일시적인 신경학적 소실이 있었으나 완전히 회복했을 때(주로 손상 후 24시간 이내에)
N2 - 신경근증(radiculopathy)
N3 - 불완전 척수 손상(incomplete spinal cord injury)
N4 - 완전 척수 손상(complete spinal cord injury)
NX - 신경학적 손상이 결정되지 않은 상태(neurology undetermined): 두부 손상 또는 약물중독, 다발성 외상, 기도 삽관, 또는 안정제 사용으로 인하여 신경학적 검사에 제한이 있는 경우 사용한다.

AO 흉-요추 손상 분류와 유일하게 다른 차이점은 불완전 척수 손상 또는 신경 손상에서 척수 압박이 진행 중인 경우 "+"를 사용한다.

**표 54-8. 사례별 수정** *(Ch 54, p567 참고)*

| Type | Description |
|---|---|
| M1 | Posterior Capsuloligamentous Complex injury without complete disruption |
| M2 | Critical disk hemiation |
| M3 | Stiffening/metabolic bone disease<br>(ie.: DISH, AS, OPLL, OLF) |
| M4 | Vertebral artery abnormality |

M1 - 완전 손상이 없는 후방 관절낭인대복합체의 손상(posterior capsuloligamentous complex injury without complete disruption): 뼈의 관절에서는 안정성이 있어 보인다. 하지만 후방 인대 구조의 손상이 어느 정도는 있다. MRI 검사로 종종 확인이 가능하며 이학적 검사상 매우 국소적인 후방 압통과 관련이 있다.

M2 - 위험한 추간판 탈출증(critical disk herniation): 수상 부위에서 하부 척추체의 후연을 따라 수직을 그은 선을 기준으로 후방으로 수행이 돌출된 경우

M3 - 강직성/대사성 골 질환(stiffening/metabolic bone disease): DISH (Diffuse Idiopathic Skeletal Hyperostosis), 강직성 척추염, 후종인대 골화증, 또는 황색인대 골화증환자에서는 수술적 치료에 대한 논란이 많다.

M4 - 추골동맥 손상의 징후(signs of vertebral artery injury)

# 55 흉추 및 요추 손상의 분류 및 치료

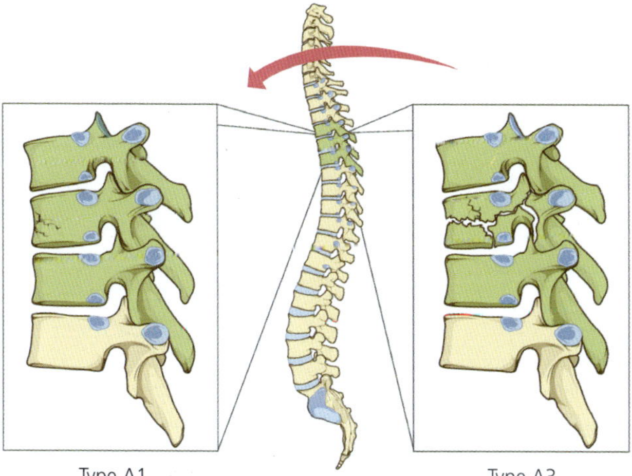


그림 55-3. **압박손상에서의 힘의 방향** 압박과 굴곡의 부하는 전방으로 힘을 만들어 척추체의 전방부에 가장 많은 하중을 주게 되고, 후방 지주에는 신전력을 일으킨다. 이러한 손상은 추체 후방과 중간지주는 안정된 전방 쐐기형 골절을 만든다(Magerl type A1). 척추체의 전방지주뿐만 아니라 후방 지주까지 포함한 심각한 손상은 후방척추의 상부내측 부위가 원래의 추체로부터 골편화되는 골절을 일으키고 골편은 척추관내로 회전하여 척추관내의 신경구조물을 압박하게 되는 방출성 골절이 된다(Magerl type A3). *(Ch 55, p574 참고)*

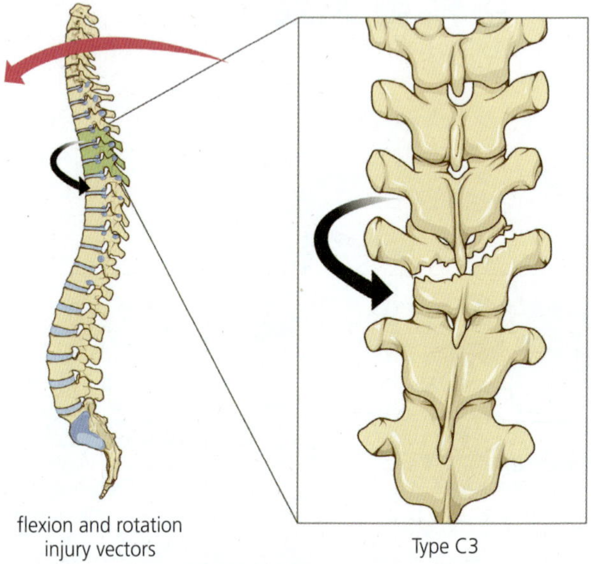


**그림 55-4. 굴곡-회전 손상에서의 힘의 방향** *(Ch 55, p575 참고)*

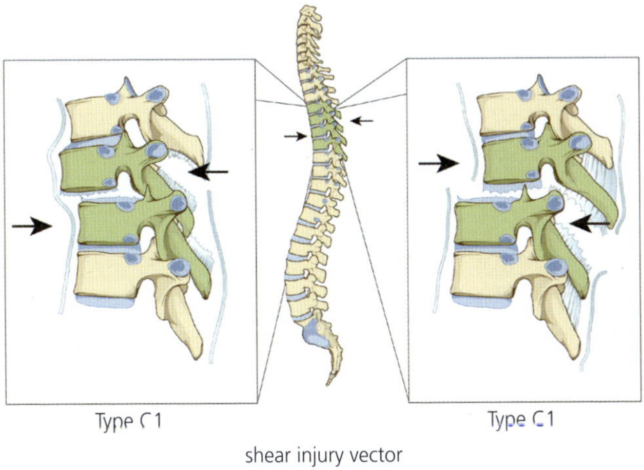


그림 55-5. **전단력 손상에서의 힘의 방향** *(Ch 55, p575 참고)*

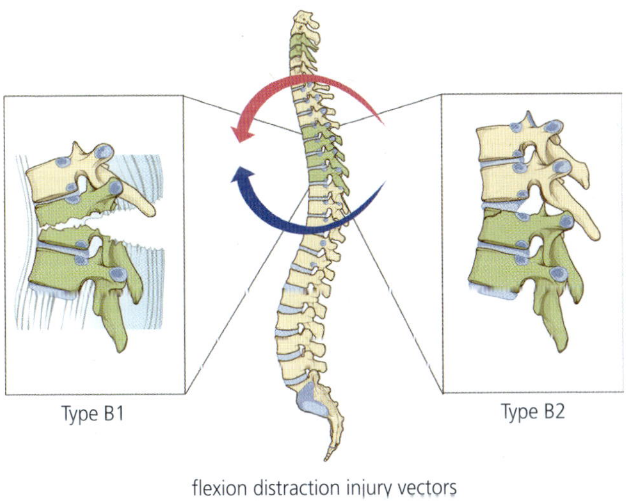


그림 55-6. **굴곡-신연 손상에서의 힘의 방향** *(Ch 55, p575 참고)*

표 55-1. **Denis와 McAfee의 삼주설과 손상기전에 따른 척추골절의 분류와 안정성** *(Ch 55, p577 참고)*

| fracture type | | Spinal column failure | | | Assessment of stability | |
|---|---|---|---|---|---|---|
| Denis | McAfee | Anterior | Middle | Posterior | Denis | McAfee |
| Wedge compression | Wedge compression | X | | | Stable | Generally stable |
| Seat belt-type injurys | Chance fracture | | X | X | Unstable | Generally stable |
| | Flexion-distraction | X | X | X | | Generally stable |
| Burst fracture | Stable burst | X | X | X | Unstable | Stable |
| | Unstable burst | X | X | X | | Unstable |
| Fracture-dislocation | Translational injury | X | X | X | Unstable | Unstable |

**표 55-2. 흉요추 손상 분류 및 점수표(Thoracolumbar Injury Classification and Severity Score, TLICS)** *(Ch 55, p578 참고)*

| 기준 | 점수 |
|---|---|
| 1. 형태 | |
| 1) 압박골절 | 1 |
| 2) 방출성 골절 | 2 |
| 3) 평행이동/회전 | 3 |
| 4) 신연 | 4 |
| 2. 신경학적 상태 | |
| 1) 정상 | 0 |
| 2) 신경근 손상 | 2 |
| 3) 척수 및 원수 손상 | |
| 완전 손상 | 2 |
| – 불완전 손상 | 3 |
| 4) 마미총 | 3 |
| 3. 후방인대 복합체 | |
| 1) 정상 | 0 |
| 2) 불확실 | 2 |
| 3) 파열 | 3 |

최대 점수는 10점,
권장: 3점이하는 비수술적 치료, 4점은 수술이나 비수술적 치료나 전문의의 판단에 따라 치료를 결정하며, 5점 이상은 처음부터 적극적인 수술적인 치료를 고려한다.

**표 55-3. 교정판 흉요추 AOSpine 손상 분류 점수표** *(Ch 55, p578 참고)*

| Classi-fication | Points | Neurological Status | Points | Schematic |
|---|---|---|---|---|
| Type A Compression injury | | | | |
| AO | 0 | N1 | 1 | 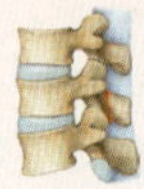 |
| A1 | 1 | N2 | 2 | 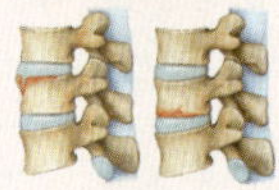 |
| A2 | 2 | N3 | 4 | 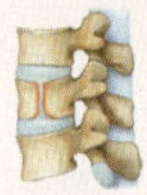 |
| A3 | 3 | N4 | 4 | 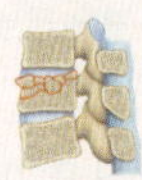 |
| A4 | 5 | NX | 3 | 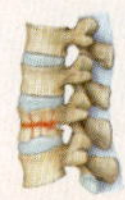 |
| Type B Tension Band Injury | | | | |
| B1 | 5 | M1 | 1 | 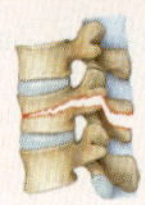 |
| B2 | 6 | M2 | 0 | 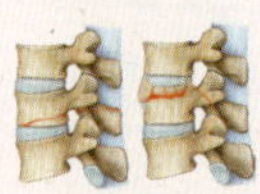 |
| B3 | 7 | | | 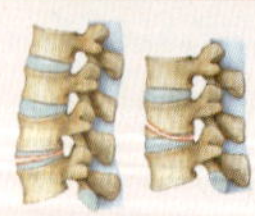 |
| Type C Translational Injury | | | | |
| C | 8 | | | 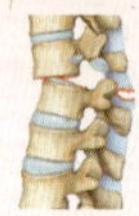 |

**표 55-4. 흉요추부손상시 검사해야 할 반사** *(Ch 55, p581 참고)*

| 반사 | 해당신경 |
|---|---|
| Abdominal cutaneus reflex | T9,10,11, 12 |
| Cremasteric reflex | L2,3 |
| Infrapatellar (knee jerk) | L3,4 |
| Medial hamstring | L4,5 |
| Achilles(ankle jerk) | S1,2 |
| Anal cutaneous reflex, bulbocavernous reflex | S2,3,4 |

# 56 척추 및 골반 손상의 분류 및 치료

표 56-1. Tile classification *(Ch 56, p594 참고)*

| Type A : stable posterior arch intact | |
|---|---|
| A1 | Avulsion injury |
| A2 | Iliac wing or anterior arch fracture |
| A3 | Transverse sacrococcygeal fracture |
| **Type B : rotationally unstable** incomplete disruption of posterior arch | |
| B1 | External rotation open-book type fracture. Rotation hinges on an intact posterior S1 complex. Disruption of the anterior pelvic arch through the symphysis pubis or rami |
| B2 | Internal rotation lateral compression injuries with a combination of anterior and posterior arch fracture |
| B3 | Bilaterally rotationally unstable |
| **Type C : rotationally and vertically unstable** incomplete disruption of posterior arch | |
| C1 | Unilateral |
| C2 | Bilateral, with one side type B, one side type C |
| C3 | Bilateral |

표 56-2. **Young-Burgess classification** *(Ch 56, p594 참고)*

| Anteroposterior compression fractures APC | |
|---|---|
| APC I | Avulsion injury |
| APC II | Iliac wing or anterior arch fracture |
| APC III | Transverse sacrococcygeal fracture |
| **Lateral compression fractures LC** | |
| LC I | Sacral compresstion on side of impact |
| LC II | Cresecent (iliac wion) fracture on side of impact |
| LC III | LC I or LC II injury on side of impact; contralateral open-book (APC) injury |
| **Vertical shear fractures VC** | |
| VS | Vertical displacement anteriorly through the pubic symphysis and posteriorly, through the SI joint, iliac wing or sacrum Combined mechanical injury (CMI) |
| CMI | Combined of injury patterns, Usually LC/VS |

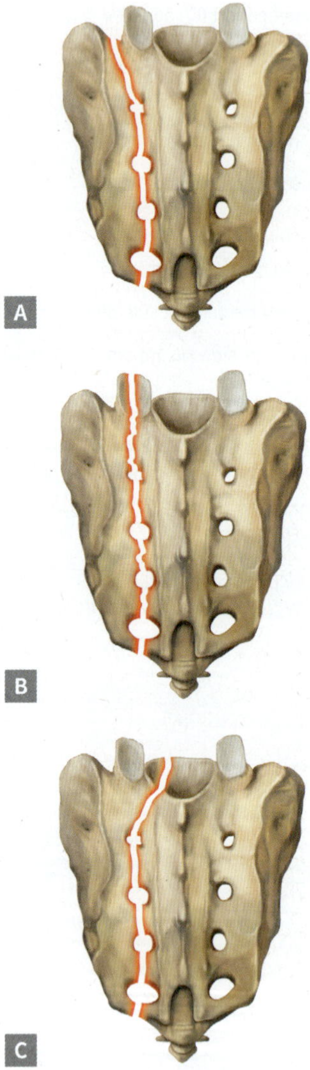


그림 56-1. **Isler 분류법. 천추와 요, 천추 접합부를 포함하는 골절의 분류체계**
(A) lateral to L5-S1 facet, (B) **through L5-S1 facet,** (C) **medial to L5-S1 facet.**
*(Ch 56, p595 참고)*

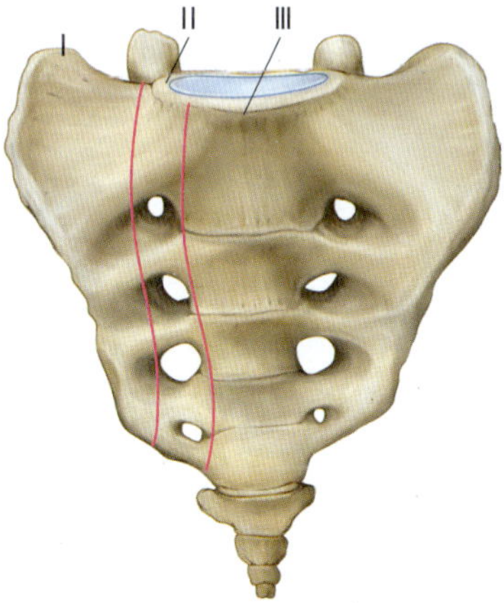


그림 56-2. **Denis 분류** 천추 골절 분류법 Ⅰ. lateral to foramen, Ⅱ. through foramen, Ⅲ. medial to foramen *(Ch 56, p596 참고)*

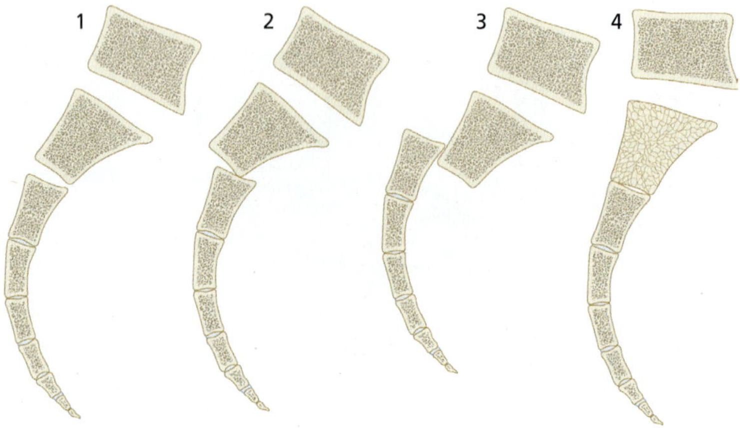


**그림 56-4. Denis의 제3 부위 골절의 세부 분류** 제1형 골절은 각을 이루고 있으나 전위되지 않은 경우이고, 제2형 골절은 각을 이루며 동시에 전위된 경우, 제3형 골절 천추의 머리-꼬리 부분이 완전 전위된 경우를 말하며, 제4형 골절은 축 방향의 압박으로 인해서 국소적인 분쇄 골절이 동반된 경우를 말한다. *(Ch 56, p596 참고)*

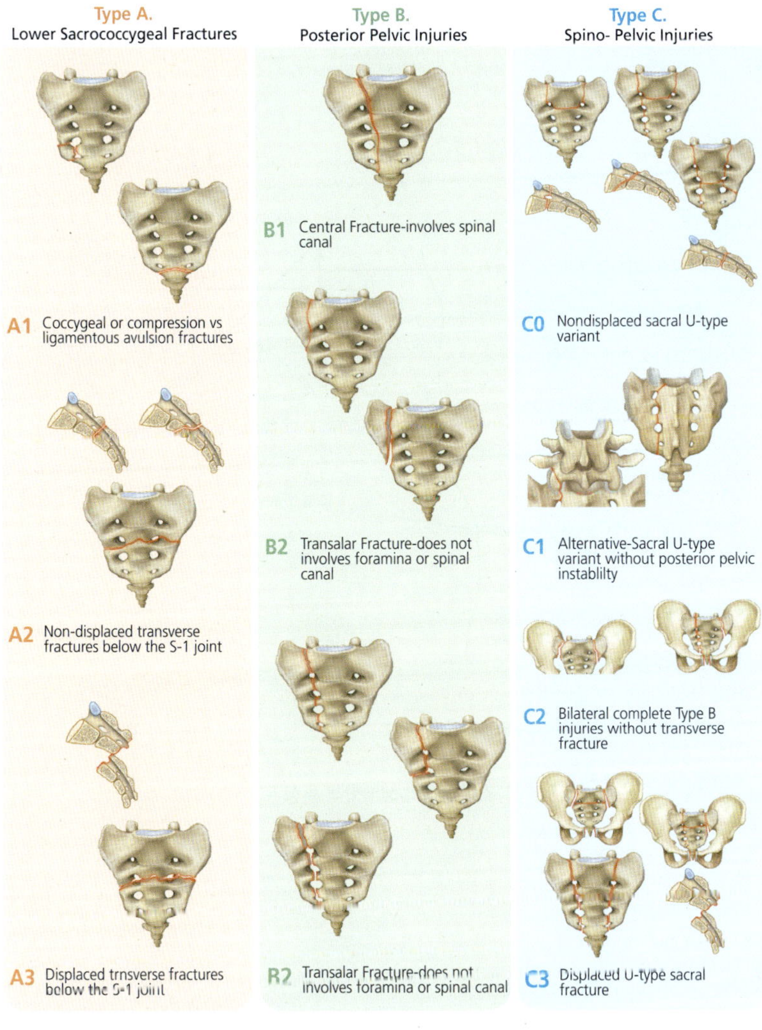


그림 56-5. AO spine 분류법 (Ch 56, p597 참고)

# 57 소아의 척추 손상의 분류 및 치료

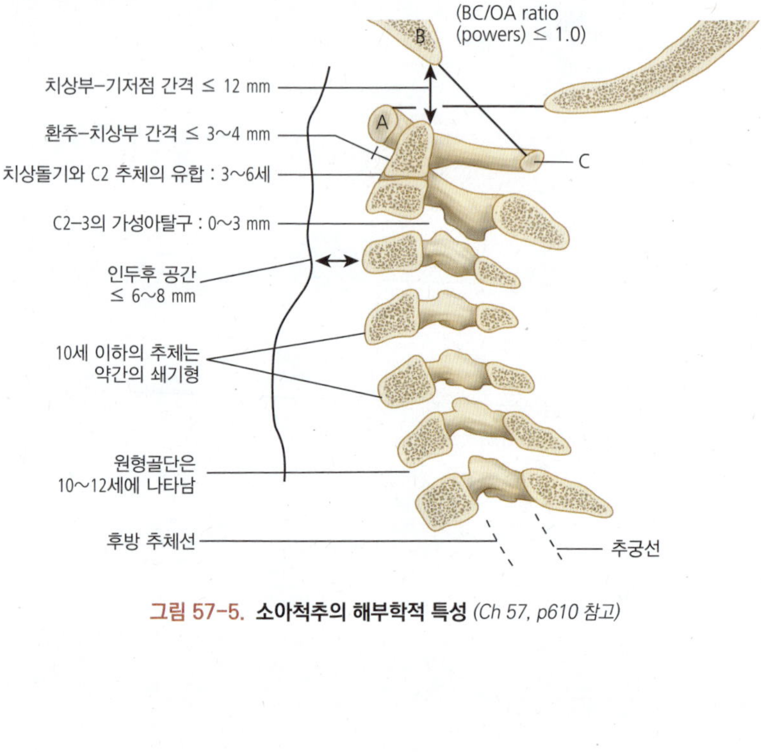


**그림 57-5. 소아척추의 해부학적 특성** *(Ch 57, p610 참고)*

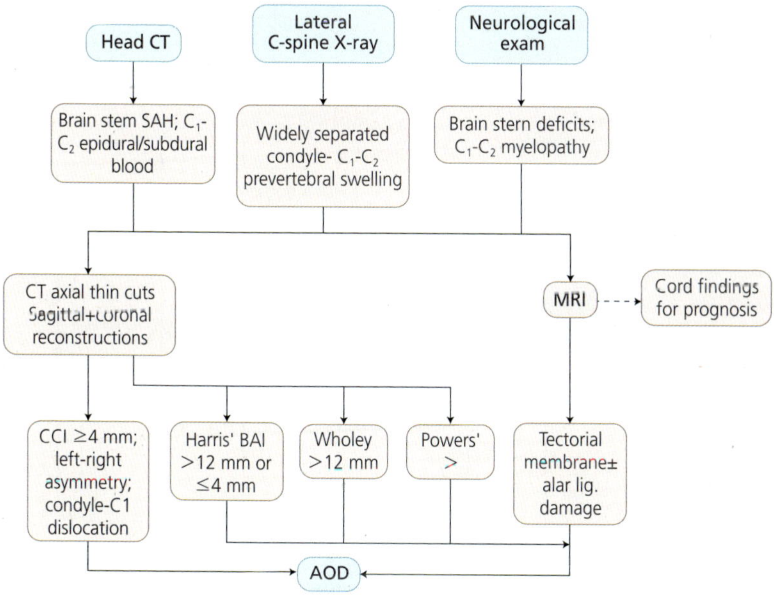


그림 57-6. **소아 경추 손상 환자의 검사와 치료의 알고리즘** *(Ch 57, p612 참고)*

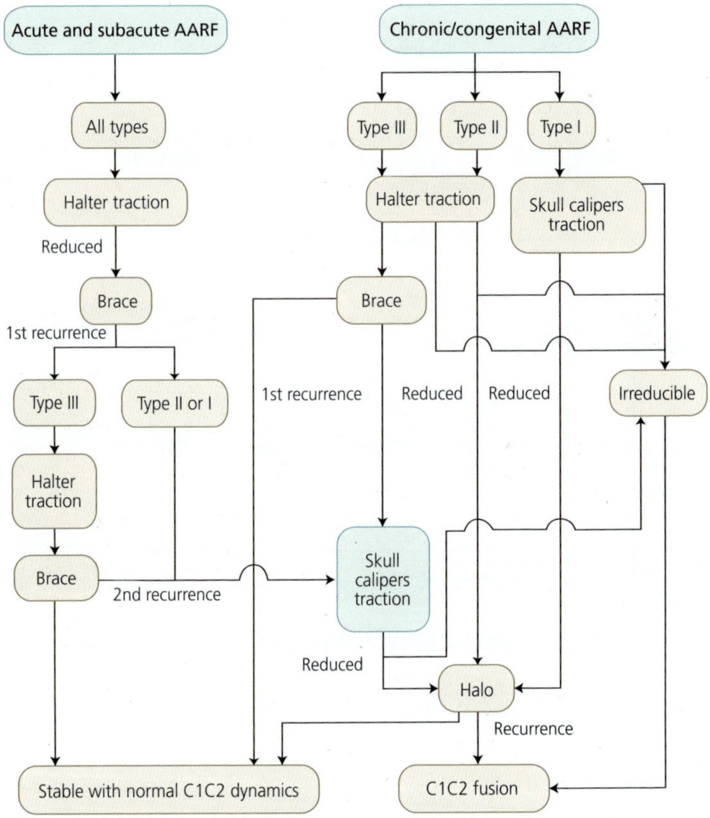


그림 57-9. **환-축추 회전전위의 치료적 접근** *(Ch 57, p614 참고)*

SECTION

# 13

# 척추 및 척수 종양

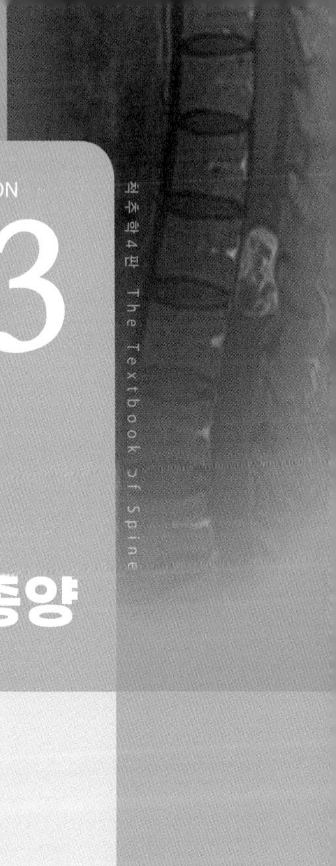

# 58 척추 및 척수 종양의 개론과 분류

**표 58-1. 척수종양의 분류** *(Ch 58, p621 참고)*

| 경막외 종양(60%) | 전이성척추종양(50%) | |
|---|---|---|
| | 원발성척추종양 | |
| | 기타 | |
| 경막내 종양(40%) | 척수외 종양(30%) | 신경초종(40%)<br>수막종(40%)<br>상의 세포종(15%)<br>기타(5%) |
| | 척수내 종양(10%) | 상의세포종(45%)<br>성상세포종(40%)<br>혈관모세포종(5%)<br>기타(10%) |

# 59 원발성 척추 종양

**표 59-1. Enneking 분류 체계** *(Ch 59, p628 참고)*

| Stage | Grade | Local extension | Metastases |
|---|---|---|---|
| Benign | | | |
| 1 | G0 | Intracompartmental (T0) | No (M0) |
| 2 | G0 | Intracompartmental (T0) | No (M0) |
| 3 | G0 | Intra- or extracompartmental (T1/T2) | No (M0) |
| Malignant | | | |
| 1A | Low (G1) | Intracompartmental (T1) | No (M0) |
| 1B | Low (G1) | Extracompartmental (T2) | No (M0) |
| 2A | High (G2) | Intracompartmental (T1) | No (M0) |
| 2B | High (G2) | Extracompartmental (T2) | No (M0) |
| 3 | Any | Any | Yes (M1) |

**표 59-2. Enneking 단계에 따른 수술 경계(Marin)의 설정** *(Ch 59, p628 참고)*

| Margins | |
|---|---|
| Enneking stages | Margin for control |
| 1 | No management unless for decompression or stabilization |
| 2 | Intralesional excision ± local adjuvants |
| 3 | Marginal en bloc excision |
| IA | Wide en bloc excision |
| IB | Wide en bloc excision |
| IIA | Wide en bloc excision ± effective adjuvants |
| IIB | Wide en bloc excision ± effective adjuvants |
| IIIA | Palliative |
| IIIB | Palliative |

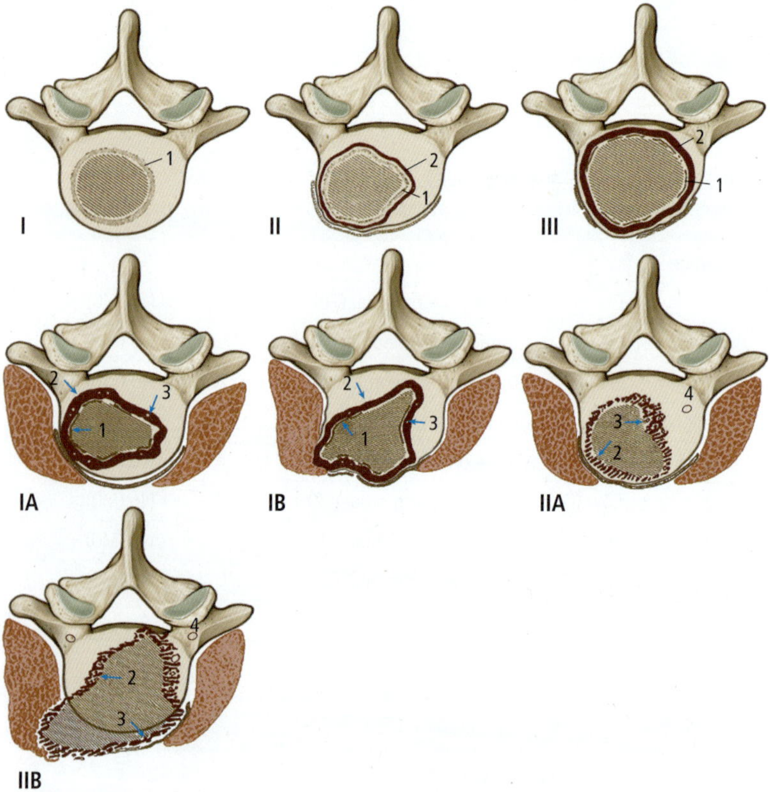


그림 59-1. **Enneking 분류의 모식도.** ▶ 양성 종양은 튜머의 성장과 공격성에 따라 stages I, II and III로 분류된다(1: 종양 피막 tumour capsule, 2: 인접 조직 반응 adjacent tissue reaction). ▶ 악성 종양은 종양의 침범 정도에 따라 IA, IB, IIA and IIB로 분류된다(1: 종양 피막 tumour capsule, 2: 조직 반응tissue reaction, 3: 주변부의 단일 종양 island of tumour within adjacent tissue reaction, 4: 떨어진 단일 종양 skip metastasis). *(Ch 59, p629 참고)*

# 60 원발성 척수 종양

**표 60-1. 성인에서 척수종양의 발생빈도** *(Ch 60, p641 참고)*

| 수외 종양(2/3) | |
|---|---|
| 신경초종 | 40% |
| 수막종 | 40% |
| 종말끈 상의세포종 | 15% |
| 기타(지방종, 유표피종, 혈관종, 육종, 림프종 등) | 5% |
| **수내 종양(1/3)** | |
| 상의세포종 | 45% |
| 성상세포종 | 40% |
| 혈관아세포종 | 5% |
| 기타(지방종, 기타교종, 유피낭종, 표피양낭종, 해면상혈관종 등) | 10% |

**표 60-2. 흔한 경막내척수외 종양의 비교** *(Ch 60, p643 참고)*

| | 수막종 | 신경초종양 | 신경섬유종 |
|---|---|---|---|
| 상대적 발생빈도 | 5.8 | 5.7 | 1 |
| 남:여 | 4-5:1 | 1:1 | 1:1 |
| 나이 | 40대-60대 | 20대-40대 | 10대-20대 |
| 임상발현 | 국소통증 ><br>신경병증 | 방사통 | 방사통 |
| 분포 | 흉추 | 전척추 | 전척추 |
| 염색체 | 22 | 22 | 17(-) |
| 신경섬유종증 | 드물다 | 흔하다 | 매우 흔하다 |
| MRI | 경막꼬리dural tail | 낭성변화,<br>추간공으로 확장 | 추간공으로 확대 |
| 재발률 | 4-8% | 6-12% | 12% |

# 61 전이성 척추 종양 및 척수 종양

| 예후인자 | 점수 |
|---|---|
| **원발암 분류** | |
| Slow growth (breast, thyroid, etc) | 1 |
| Moderate growth (kidney, uterus, etc) | 2 |
| Rapid growth (lung, stomach, etc) | 4 |
| **Visceral 전이** | |
| No visceral mets | 1 |
| Treatable | 2 |
| Untreatable | 4 |
| **골전이(척추 전이 포함)** | |
| Solitary or isolated | 1 |
| Multiple | 2 |

| 예후 점수 | 치료 목표 | 수술 전략 |
|---|---|---|
| 2-3 | Long-term local control | Wide or Marginal excision |
| 4-5 | Middle-term local control | Marginal or intralesional excision |
| 6-7 | Short-term palliation | Palliative surgery |
| 8-10 | Terminal care | Supportive care |

그림 61-28. **Tomita scoring system.** *(Ch 61, p660 참고)*

표 61-1. **Tokuhashi scoring system. Revised evaluation system for the prognosis of metastatic spine tumor** *(Ch 61, p660 참고)*

| Characteristic | Score |
|---|---|
| General condition (performance status) | |
| Poor (PS 10–40%) | 0 |
| Moderate (PS 50–70%) | 1 |
| Good (PS 80–100%) | 2 |
| No. of extraspinal bone metastases foci | |
| ≥ 3 | 0 |
| 1 2 | 1 |
| 0 | 2 |
| No. of metastases in the vertebral body | |
| ≥ 3 | 0 |
| 2 | 1 |
| 1 | 2 |
| Metastases to the major internal organs | |
| Unremovable | 0 |
| Removable | 1 |
| No metastases | 2 |
| Primary site of the cancer | |
| Lung, osteosarcoma stomach, bladder, esophagus, pancreas | 0 |
| Liver, gallbladder, unidentified | 1 |
| Others | 2 |
| Kidney, uterus | 3 |
| Rectum | 4 |
| Thyroid, breast, prostate, carcinoid tumor | 5 |
| Palsy | |
| Complete (Frankel A, B) | 0 |
| Incomplete (Frankel A, B) | 1 |
| None (Frankel E) | 2 |
| Criteria of predicted prognosis: Total Score (TS) 0-8 => 6 mo; TS 9-11 = ≤ 6 mo; TS 12-15 - ≤ 1 yr. | |

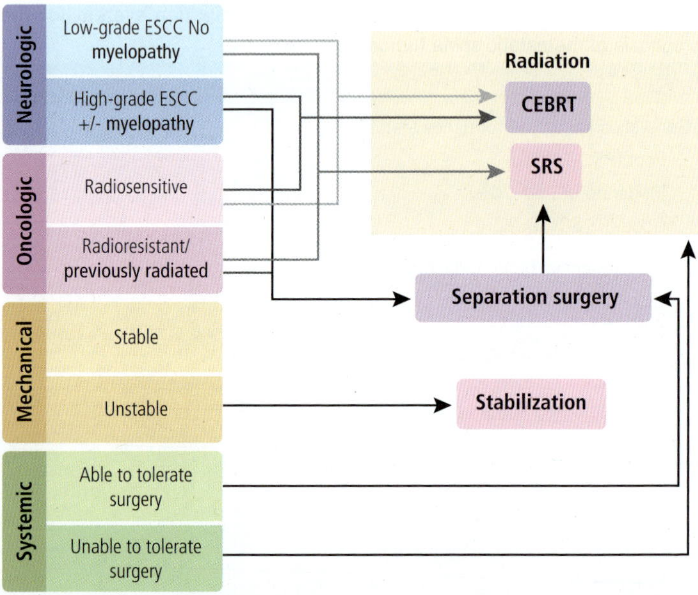


그림 61-29. **Schematic depiction of the neurologic, mechanical, and systemic (NOMS) decision framework** NOMS, Neurologic Oncologic Mechanical Systemic; cEBRT: 고식적(일반) 방사선 치료, SRS: 방사선 수술, Separation surgery: 방사선 수술 전 척수 신경 주변 safety margin 확보를 위한 감압 수술 Oncologist 2013 Jun;18(6):744-51. *(Ch 61, p661 참고)*

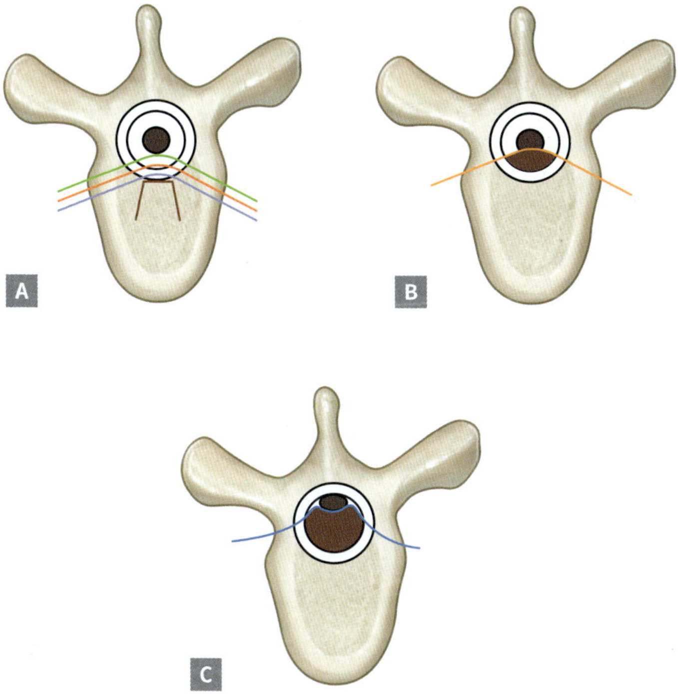


그림 61-30. **Schematic representation of the 6-point ESCC grading scale**
경막외 척수신경 압박 정도(Bilsky등급), 1a단계: 경막 접촉(경막 변형 없음), 1b단계: 경막 변형(척수 접촉 없음), 1c단계: 경막 변형(척추 접촉), 2단계: 척수 압박(척수내 CSF보임), 3단계: 척수 압박(척수내 CSF보이지 않음) J Neurosurg Spine 2010 Sep;13(3):324-8. *(Ch 61, p661 참고)*

표 61-2. **Spinal instability neoplastic score** *(Ch 61, p662 참고)*

| | SINS |
|---|---|
| Location within the spine | |
| Junctional (occiput-C2, C7-T2, T11-L1, L5-S1) | 3 |
| Mobile spine (C3-C6, L2-L4) | 2 |
| Semi-rigid (T3-T10) | 1 |
| Rigid (S2-S5) | 0 |
| Pain relief with recumbence and pain with movement or loading of the spine | |
| Yes | 3 |
| No (occasional pain but not mechanical) | 2 |
| Pain-free lesion | 1 |
| Bone lesion quality | |
| Lytic | 2 |
| Mixed lytic or blastic | 1 |
| Blastic | 0 |
| Radiographic spinal alignment | |
| Subluxation or translation present | 4 |
| De-novo deformity (kyphosis or scoliosis) | 2 |
| Normal alignment | 0 |
| Vertebral body collapse | |
| > 50% collapse | 3 |
| < 50% collapse | 2 |
| No collapse with 〉50% body involved | 1 |
| None of the above | 0 |
| Posterolateral involvement of spinal elements (facet, pedicle or costovertebral joint fracture or replacement with tumor) | |
| Bilateral | 3 |
| Unilateral | 1 |
| None of the above | 0 |

표 61-3. **방사선 치료 반응에 따른 전이암의 종류** *(Ch 61, p662 참고)*

| Radiosensitivity/ Radioresponsiveness | Tumor |
|---|---|
| High | Chloroma, lymphoma, Multiple myeloma, seminoma, germinoma, small cell carcinoma |
| Intermediate | Prostate cancer, breast cancer |
| Low | Sarcoma, melanoma, NSCLC, renal cancer, GI cancers |

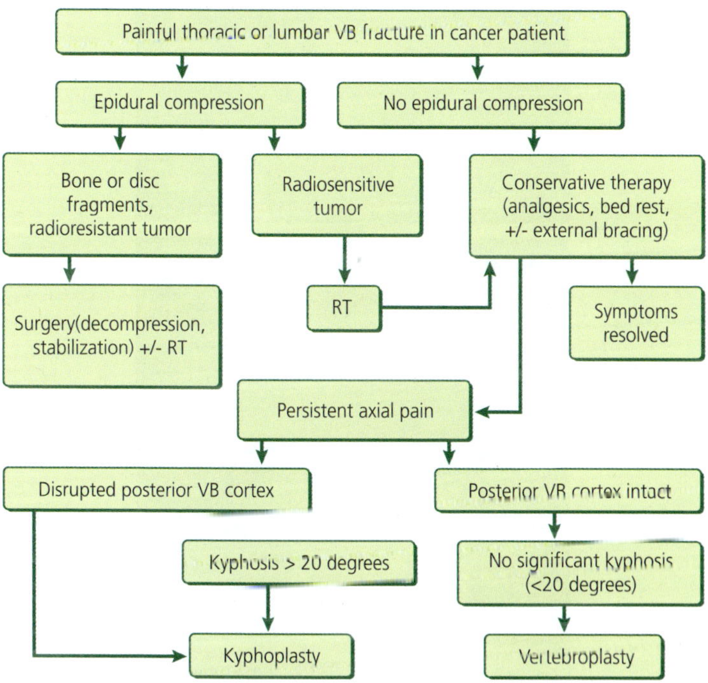


그림 61-42 **병적 척추 골절 환자의 치료 계획도** *(Ch 61, p667 참고)*

# 63 종양의 방사선치료 및 정위방사선수술

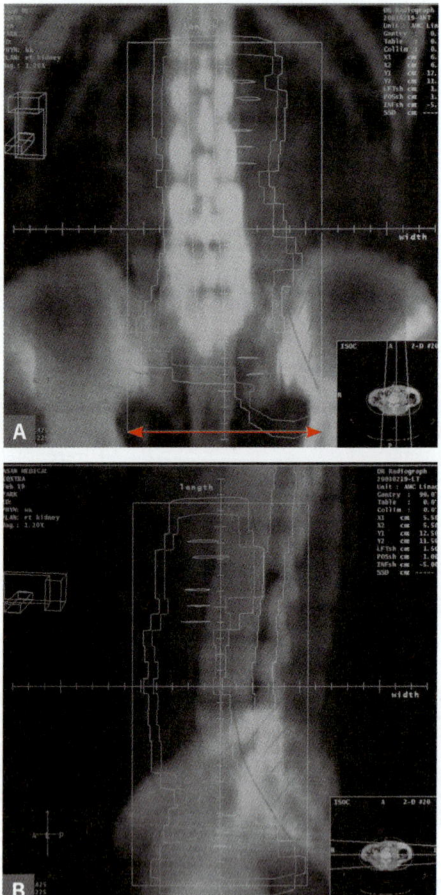


그림 63-2. **CT영상을 이용한 삼차원 conformal 방사선 치료계획** (A) 시상면상 화살표-방사선조사장 넓이, (B) 관상면 화살표-방사선조사장 깊이. *(Ch 61, p682 참고)*

SECTION

# 14



# 경추의 퇴행성 질환

# 65 경추 추간판 질환

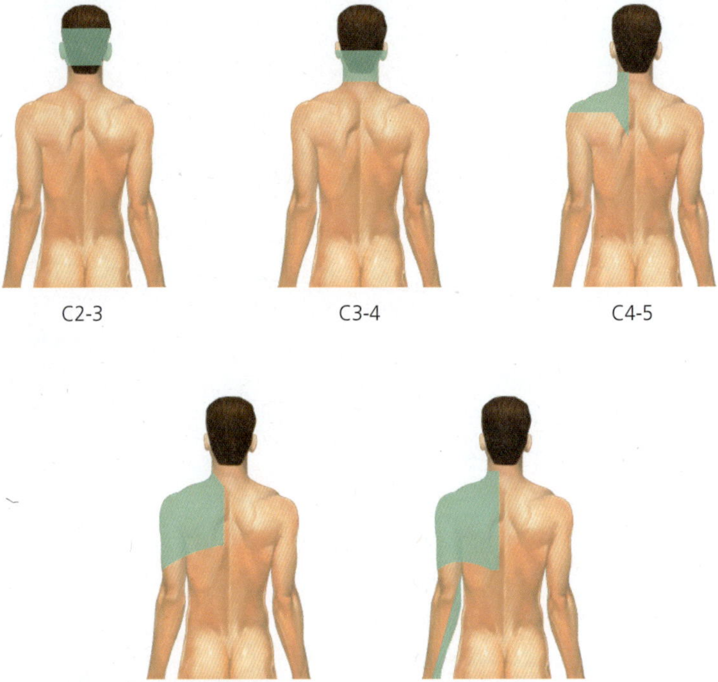


그림 65-2. Grubb 등이 연구한 경추 추간판 조영술에 의해 유발된 축성 통증(axial pain)의 유형 *(Ch 65, p710 참고)*

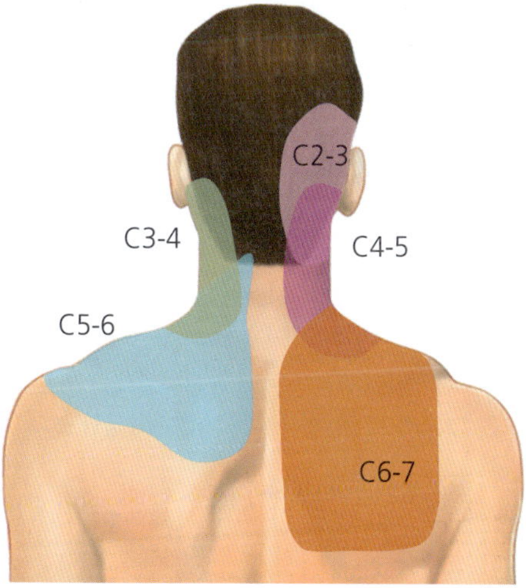


**그림 65-3. Dwyer 등이 연구한 후관절 자극에 의한 통증 유발 형태**
*(Ch 65, p711 참고)*

표 65-1. **경추 신경근병증의 임상증상** *(Ch 65, p713 참고)*

| 신경근 | 위치 | 감각 영역 | 운동(근육) | 반사 |
|---|---|---|---|---|
| 경추 3번 | C2-3간 | 뒷목에서 후양돌기 | - | - |
| 경추 4번 | C3-4간 | 뒷목에서 견갑골 ± 앞가슴 | - | - |
| 경추 5번 | C4-5간 | 팔 외측부에서 팔꿈치 | 어깨세모근 ±<br>두갈래근 | ± 두갈래근반사 |
| 경추 6번 | C5-6간 | 요측 전완부에서 엄지손가락<br>± 집게손가락, | 두갈래근<br>손목 폄근 | 두갈래근반사<br>상완요골근반사 |
| 경추 7번 | C6-7간 | 중앙 전완부에서 가운데손가락<br>± 집게손가락, 반지손가락 | 세갈래근<br>손목 굽힘근 | 세갈래근반사 |
| 경추 8번 | C7-T1간 | 척골측 전완부에서 새끼와<br>반지손가락 | 엄지손가락<br>굽힘근, 외전근,<br>내근intrinsics | - |

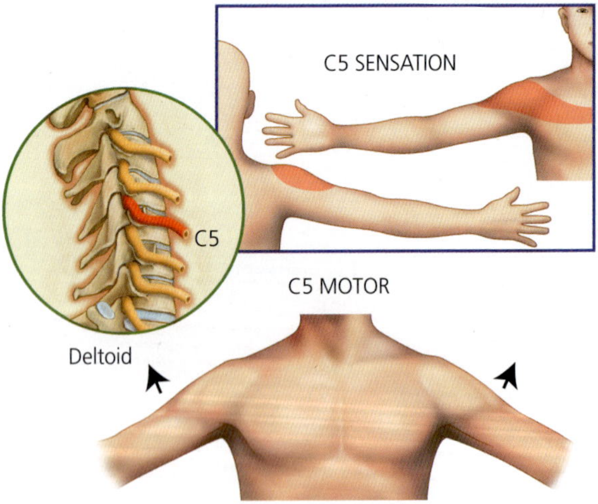


그림 65-7. **경추 5번 신경근병증 환자의 운동, 감각 및 심부건 반사의 변화**
*(Ch 65, p713 참고)*

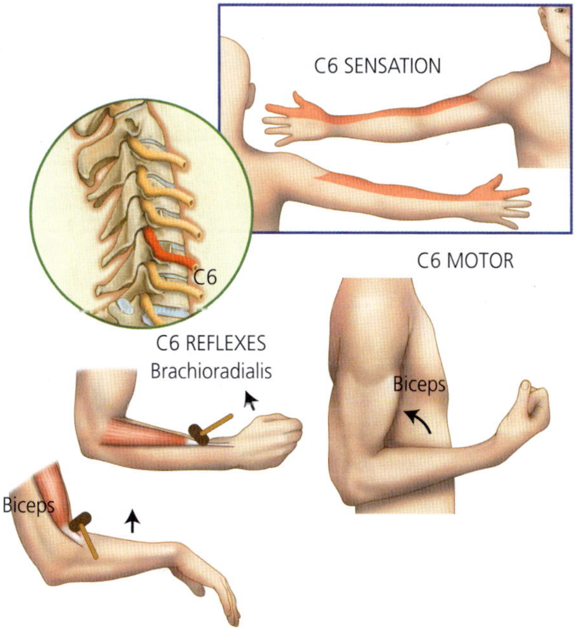


그림 65-8. **전형적인 경추 5-6간 추간판 탈출증 환자의 운동, 감각 및 심부건 반사의 변화** *(Ch 65, p713 참고)*

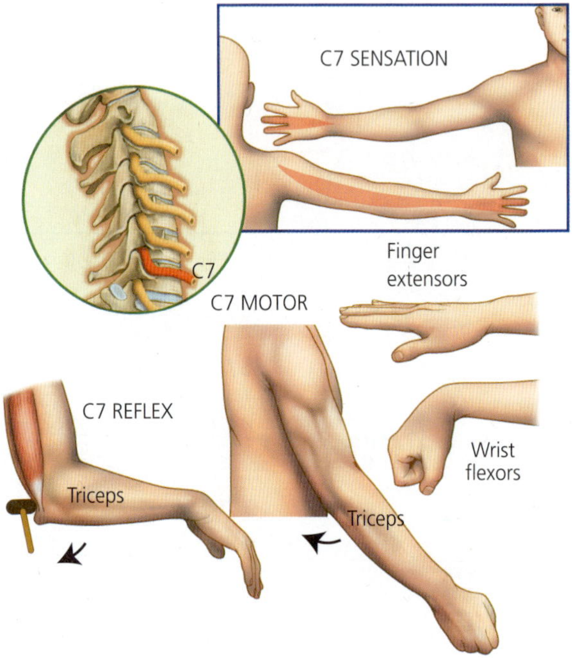


**그림 65-9. 경추 7번 신경근병증 환자의 운동, 감각 및 심부건 반사의 변화** *(Ch 65, p714 참고)*

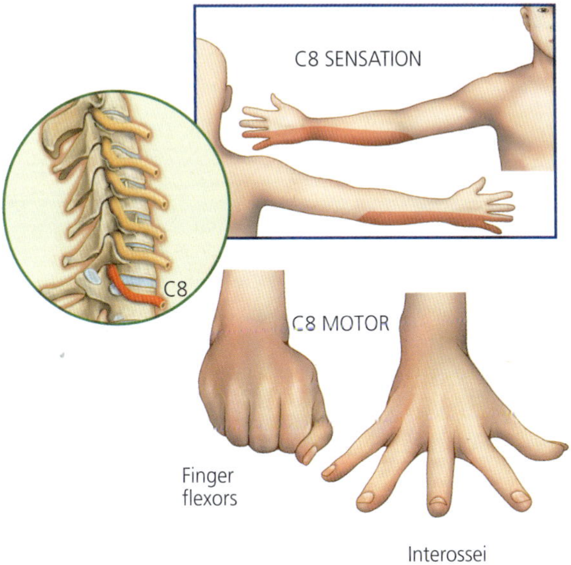


그림 65-10. **경추 8번 신경근병증 환자의 운동, 감각 및 심부건 반사의 변화** *(Ch 65, p714 참고)*

# 66 경추 퇴행성 질환 및 척수병증

표 66-1. **JOA score** *(Ch 66, p722 참고)*

| Category | Score(point) |
|---|---|
| I. Motor dysfunction of the upper extremity | |
| Unable to feed oneself | 0 |
| Unable to handle chopsticks, able to eat with a spoon | 1 |
| Able to handle chopsticks with much difficulty | 2 |
| Able to handle chopsticks with slight difficulty | 3 |
| None | 4 |
| II. Motor dysfunction of the lower extremity | |
| Unable to walk | 0 |
| Can walk on flat floor with walking aid | 1 |
| Can walk up and/or down stairs with handrail | 2 |
| Lack of stability and smooth gait | 3 |
| None | 4 |
| III. Sensory deficit | |
| Upper extremity | |
| Severe sensory loss or pain | 0 |
| Mild sensory loss | 1 |
| None | 2 |
| Lower extremity | |
| Severe sensory loss or pain | 0 |
| Mild sensory loss | 1 |
| None | 2 |
| Trunk | |
| Severe sensory loss or pain | 0 |
| Mild sensory loss | 1 |
| None | 2 |
| IV. Sphincter dysfunction | |
| Unable to void | 0 |
| Marked difficulty in micturition retention | 1 |
| Difficulty in micturition frequency, hesitation | 2 |
| None | 3 |

표 66-2. **mJOA** *(Ch 66, p723 참고)*

| | |
|---|---|
| **Motor dysfunction score of the upper extremities** | |
| 0 | Inability to move hands |
| 1 | Inability to eat with a spoon, but able to move hands |
| 2 | Inability to button shirt, but able to eat with a spoon |
| 3 | Able to button shirt with great difficulty |
| 4 | Able to button shirt with slight difficulty |
| 5 | No dysfunction |
| **Motor dysfunction score of the lower extremities** | |
| 0 | Complete loss of motor and sensory function |
| 1 | Sensory preservation without ability to move legs |
| 2 | Able to move legs, but unable to walk |
| 3 | Able to walk on flat floor with a walking aid (i.e., cane or crutch) |
| 4 | Able to walk up and/or down stairs with hand rail |
| 5 | Moderate to significant lack of stability, but able to walk up and/or down stairs without hand rail |
| 6 | Mild lack of stability but walks with smooth reciprocation unaided |
| 7 | No dysfunction |
| **Sensory dysfunction score of the upper extremities** | |
| 0 | Complete loss of hand sensation |
| 1 | Severe sensory loss or pain |
| 2 | Mild sensory loss |
| 3 | No sensory loss |
| **Sphincter dysfunction score** | |
| 0 | Inability to micturate voluntarily |
| 1 | Marked difficulty with micturition |
| 2 | Mild to moderate difficulty with micturition |
| 3 | Normal micturition |

표 66-3. **Nurick grade** *(Ch 66, p723 참고)*

| Grading | NURICK clinical scale |
|---|---|
| Grade 0 | Signs and symptoms of root involvement but without evidence of spinal cord disease |
| Grade 1 | Signs of spinal cord disease but no difficulty walking. |
| Grade 2 | Signs difficulty in walking which does not prevent full-time employment. |
| Grade 3 | Extreme difficulty in walking that requires assistance and prevent full-time employment and occupation. |
| Grade 4 | Able to walk only with someone else's help or with the aid of a walker. |
| Grade 5 | Chairbound or bedridden. |

# 67 경추 후종인대 골화증

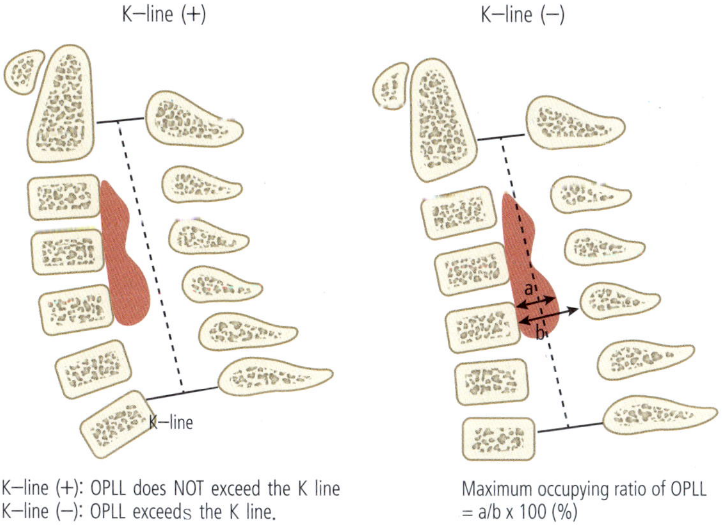


그림 67-5. **C2-7 라인(K-line)** K-line은 측면방사선 사진에서(neutral lateral radiograph) C2에서 C7까지 척수강 중간 지점을 이은 직선으로, OPLL이 K-line을 침범하지 않으면 K-line (+), 침범하면 K-line (-) 라고 한다. *(Ch 67, p732 참고)*

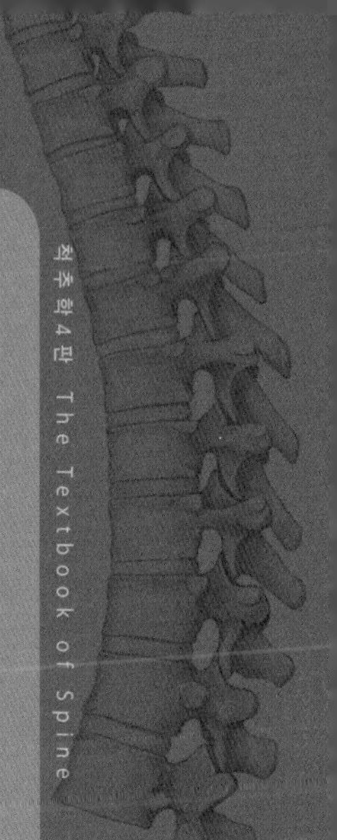

SECTION

# 15

# 흉추의 퇴행성 질환

# 69 흉추 추간판 질환

**표 69-3. 수술접근법에 따른 장단점** *(Ch 69, p746 참고)*

| 장점 | 단점 |
|---|---|
| **후방접근법** | |
| 술자에게 익숙한 접근법이다.<br>개흉술을 피할 수 있다.<br>제한된 피부 및 근육절개가 가능하다.<br>고위험근 환자에서 좋은 접근법이다. | 노출 가능한 수술부위가 제한된다.<br>석회화된 추간판의 제거가 어렵다.<br>경막 내 추간판의 경우 제거가 어렵다.<br>척추불안정성을 야기할 수 있다. |
| **측방접근법** | |
| 외측 추간판탈출증의 경우 제거가 용이하다.<br>석회화된 추간간판 제거가 용이하다.<br>개흉술을 피할 수 있다.<br>고위험근 환자에서 좋은 접근법이다. | 척추측방근육의 손상이 광범위하다.<br>골절제량이 많다.<br>수술시간이 오래 걸린다. |
| **최소침습내시경접근법** | |
| 후주(posterior column)의 안정성에 용이하다.<br>비후된 석회화 추간판 제거가 용이하다.<br>모든 종류의 추간판 제거가 가능하다. | 흉관내 삽입이 필요하다.<br>고위험군환자에서 적용이 어렵다.<br>장기손상가능성이 있다.<br>횡경막 절개가 필요할 수 있다. |
| **전방-, 전측방접근법** | |
| 고위험군 환자에서 유용하다.<br>수술 후 통증이 적다.<br>입원기간을 줄일 수 있다.<br>개흉술 후 발생하는 합병증을 줄일 수 있다. | 오랜 숙련기간이 필요하다.<br>석회화된 추간판의 제거가 어렵다. |

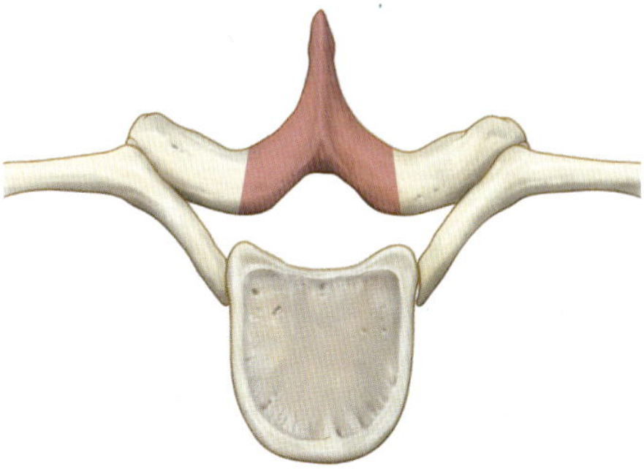

그림 69-7. **후궁절제술**
후궁과 극돌기를 제거한다.
*(Ch 69, p746 참고)*

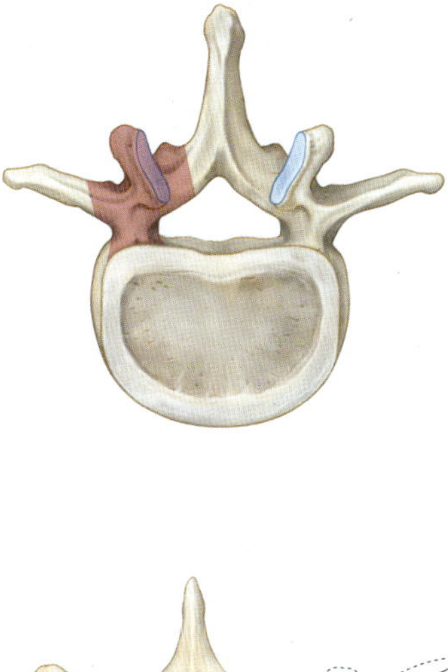

그림 69-8. **경척추경접근법**
후관절과 척추경을 제거하고 필요에 따라 후궁절제술을 시행. *(Ch 69, p746 참고)*

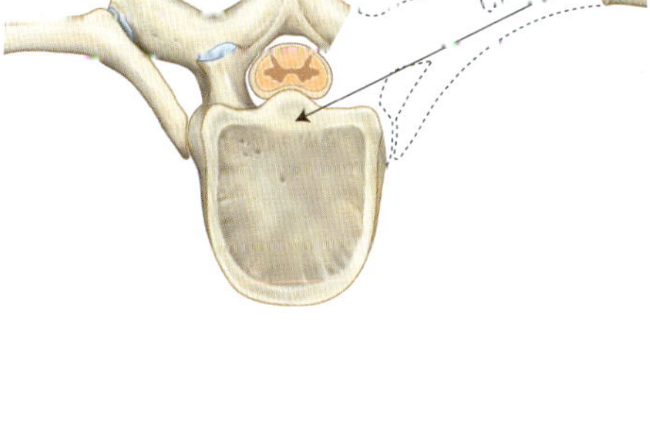

그림 69-9. **늑골횡돌기절제술**
제한된 늑골절제로 척수조작을 최소화하여 감압할 수 있다.
*(Ch 69, p747 참고)*

# 70 흉추 퇴행성 질환 및 척수병증

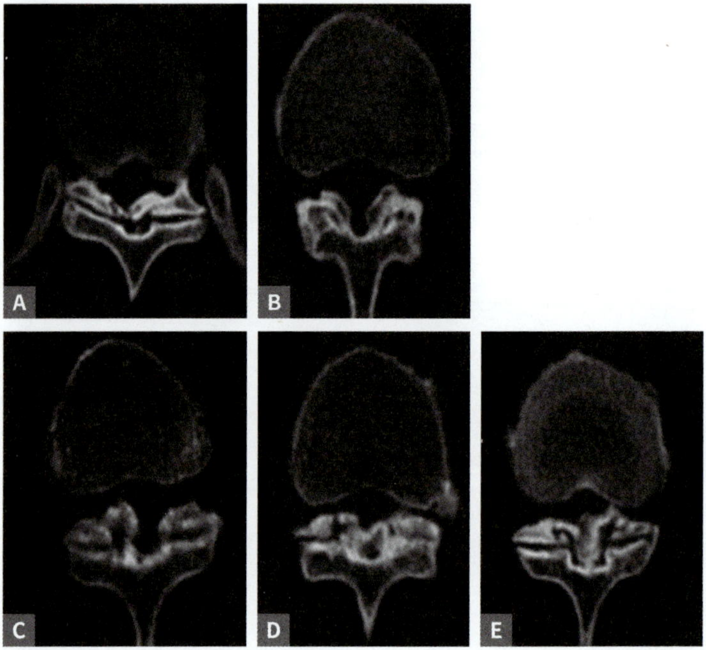


**그림 70-3. 컴퓨터단층촬영 소견에 따른 황색인대 골화증의 분류** (A) 외측형(lateral type): 후관절에 인접한 인대 부위만 골화된 형태. (B) 확대형(extended type): 외측형이 바깥쪽으로 확대된 상태. (C) 비후형(enlarged type): 확대형의 황색인대 골화 병변이 척추관 방향으로 비후된 형태. (D) 융합형(fused type): 좌, 우측의 병변이 성장하여 중앙에서 유합된 형태. (E) 융기형(tuberous type): 융합된 병변이 중앙부위에서 성장하여 전방으로 돌출된 형태. *(Ch 70, p754 참고)*

표 70-1. **The differential diagnosis according to MRI of the epidural space-occupying lesion** *(Ch 70, p757 참고)*

| | T1W1 | T2W1 | Gd |
|---|---|---|---|
| Metastatic tumor | Hypo | Hyper | + ~ − |
| Schwannoma | Hypo-iso | Hyper | + + |
| Lipoma | Hypo | Hyper | 1 |
| Lymphoma | Hypo | Hyper or hypo | + |
| Epidural abscess | Hypo-iso | Hyper | + (rain enhancement) |
| Acute LFH | Hypo-iso | Hyper | + ~ − |
| Subacute LFH | Iso-hyper | Iso-slightly hypo | − |
| Chronic LFH (early phase) | Hyper | Hyper | − |
| Chronic LFH (late phase) | Iso | Very hyper | − |

Abbreviations : T1W1, $T_1$-weighted image ; T2W1, $T_2$-weighted image; Gd, gadolinium. Revised from Matsui et al. Chronic spontaneous lumbar epidral hematoma simulating extradural spinal tumor : a case report. Nagoya J Med Sci 2014;76: 195-201.)

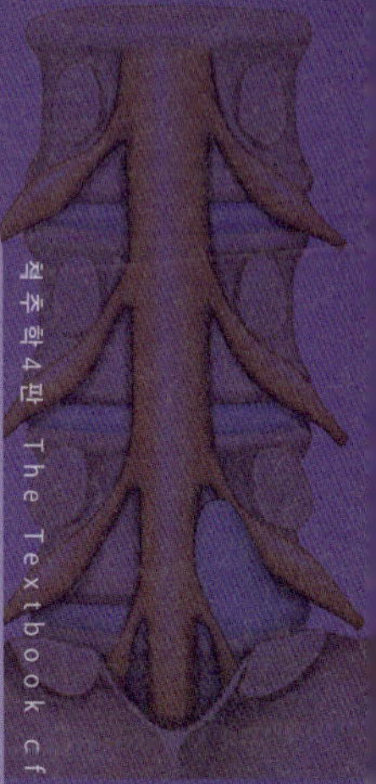



SECTION

# 16

# 요추의 퇴행성 질환

# 71 요추 추간판 질환 및 디스크성 요통

표 71-1. **요추간판 탈출증의 임상증상** *(Ch 71, p765 참고)*

| | 제 3/4 요추간 | 제 4/5 요추간 | 제 5 요추 / 제1 천추간 |
|---|---|---|---|
| 일반적인 압박 신경근 | 제4 요추 신경근 | 제5 요추 신경근 | 제1 천추 신경근 |
| 운동 저하 부위 | 대퇴 사두근 (슬관절 신전) | 제1 족지 신전근 족 하수 foot drop | 장단지근 (족저굴곡) |
| 감각 저하 부위 | 내측 족관절 및 족부 | 제1 족지 및 배부 | 족관절 외부 |
| 반사 저하 부위 | 슬 반사 | 내슬 외건 반사 | 아킬레스 건 반사 |
| 통증 부위 | 전 대퇴부 | 후 하지부 | 후 하지부 (족관절부) |

# 72 요추관 협착증

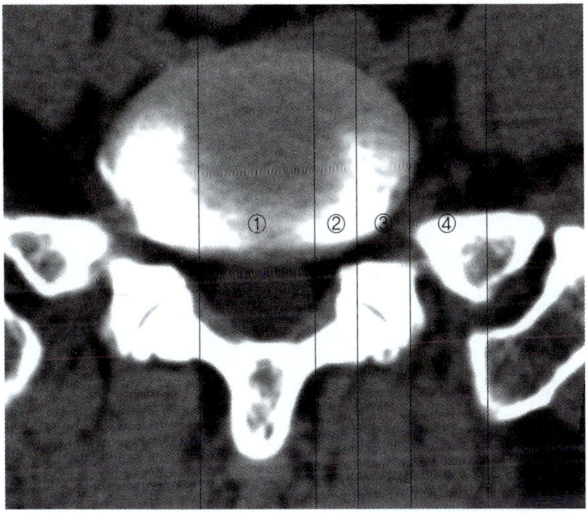


그림 72-5. **요추관 협착증의 분류** ① 중심부(central), ② 관절하(subarticular), ③ 추간공(foraminal), ④ 추관외공(extraforaminal). *(Ch 72, p777 참고)*

표 72-1. **척추관 협착증의 분류** *(Ch 72, p778 참고)*

| Ⅰ. 선천성/발달성Congenital/ developmental |
|---|
| A. 특발성Idiopathic<br>B. 연골무형성Achondroplastic<br>C. 골석화증Osteopetrosis |
| Ⅱ. 후천성Acquired |
| A. 퇴행성Degenerative<br>B. 의인성Iatrogenic<br>1. 척추후궁절제술 후Postlaminectomy<br>2. 융합에 의한 인접부위Adjacent to fusion<br>3. 관내로 금속기구의 위치 이상Malposition of hardware in the canal<br>4. 시술 후 경막외 혈종Post-procedure epidural hematoma<br>C. 혼성질환Miscellaneous disorders<br>1. 말단 비대증Acromegaly<br>2. 파젯씨병Paget's<br>3. 불소침착증Fluorosis<br>4.강직성 척수염Ankylosing spondylitis<br>D. 손상Traumatic |
| Ⅲ. 혼합형Combined |
| 선천성 / 발달성 또는 후천성과 조합<br>Any combination of congenital/developmental or acquired stenosis |

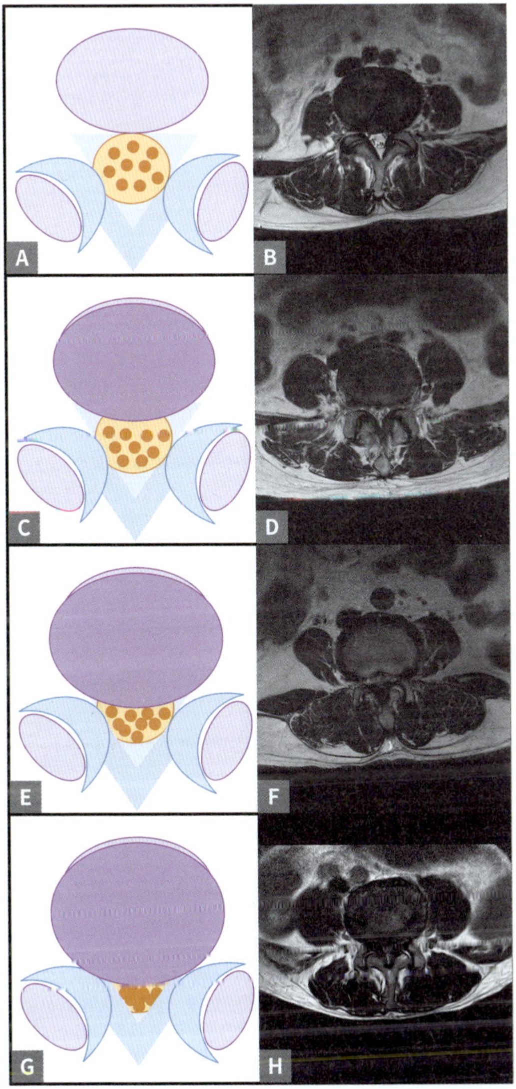


그림 72-7. **요추 협착증의 정도** T2 강조 축영상에서 협착증이 없는 경우 grade 0 (A, D), 신경근이 잘 분리되어 보이는 경미한 경우 grade 1 (C, D), 일부 신경근이 뭉쳐 보이는 중등도 경우 grade 2 (E, F), 모든 신경근이 뭉쳐 있어 한 다발로 보이는 심각한 경우 grade 3 (G, H)로 구분함. *(Ch 72, p781 참고)*

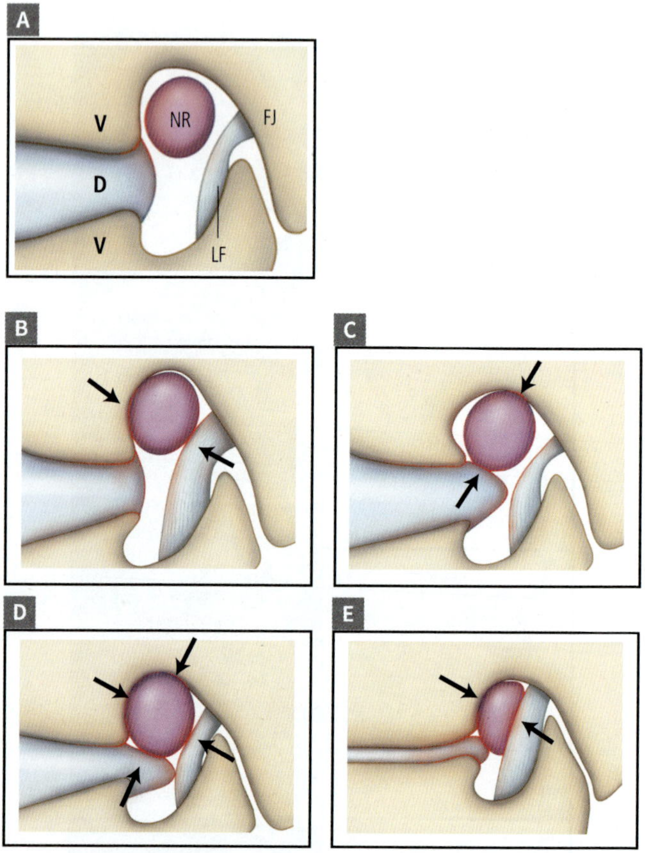


**그림 72-10. MRI 시상면을 기준으로 한 요추 신경공 협착증 4단계** (A) 0단계(정상) 추체(V)와 추간판(D), 후관절(FJ), 황색인대(LF) 과 신경근(NR) 사이의 관계를 보여주는 그림으로, 신경근 주변 공간이 충분하다. (B) 1단계. 신경근 앞뒤로 지방 조직이 소실된다. 추간판 높이가 낮아짐으로써 황색인대가 접혀져 신경공이 좁아진다. 신경공의 형태는 유지된다. (C) 1단계. 신경근 위아래 지방 조직이 소실된다. 추간판 높이가 낮아지고 추간판이 신경공부위로 돌출되어 신경공이 좁아진다. 신경공의 형태는 유지된다. (D) 2단계. 신경근의 형태변화 없이 신경근 앞뒤 및 위아래 지방 조직이 소실된다. 추간판 높이가 낮아지고, 황색인대가 두꺼워지며, 추간판이 신경공부위로 돌출되고 후관절 상위 관절돌기 비후가 심해진다. (E) 3 단계. 주변 조직의 비후 및 퇴행성 변화에 의하여 신경근이 압박되어 형태 변화가 보인다. *(Ch 72, p782 참고)*

표 72-2. **신경성 파행증과 요추 척추증의 감별진단** *(Ch 72, p783 참고)*

| | 신경성 파행증 | 요추 척추증 | 말초신경병증 |
|---|---|---|---|
| 위치 | 등, 엉덩이, 다리 | 등 | 양말 신는 부위 |
| 발산 | 근위에서 원위 | 등에 국한 | 근위보다 원위 |
| 악화 | 서 있기, 걷기 | 굽힘, 서 있기, 뒤틀림 | 밤에 심함 |
| 호전 | 앉음, 구부림, 쪼그림 | 통증의 변동 | - |
| 경감시간 | 느림 | 느림 | - |
| 오르막길 걷기 | 무통 | 통증의 변동 | 활동과 무관함 |

표 72-3. **신경성과 혈관성 파행증의 감별진단** *(Ch 72, p784 참고)*

| | 신경성 파행증 | 혈관성 파행증 |
|---|---|---|
| 위치 | 등, 엉덩이, 다리 | 다리근육 |
| 발산 | 근위에서 원위 | 원위에서 근위 |
| 악화 | 서 있기, 걷기 | 걷기, 자전거 타기 |
| 호전 | 앉음, 구부림, 쪼그림 | 서 있기, 활동 중단 |
| 경감시간 | 느림 | 빠름 |
| 오르막길 걷기 | 무통 | 통증 |
| 발등의 박동 | 있음 | 없음 |

# 73 전방전위증

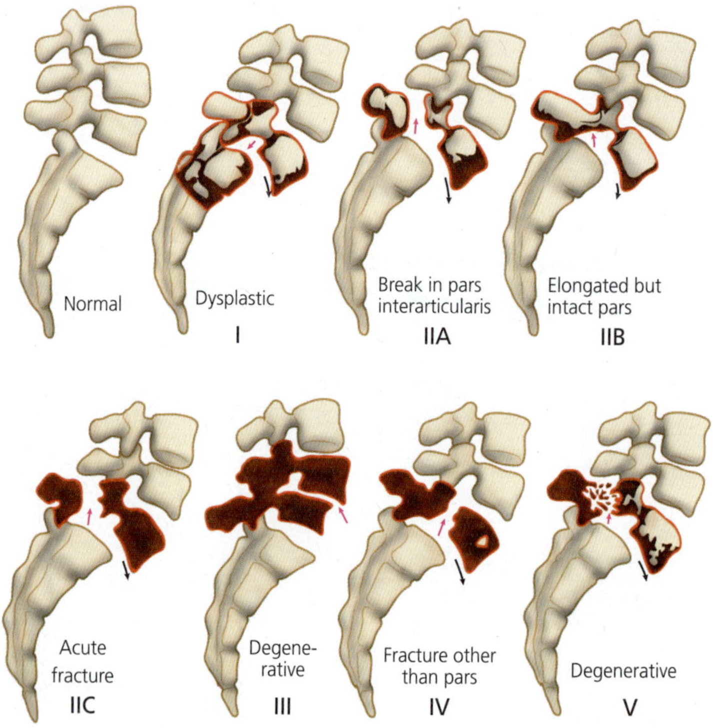


그림 73-1. **척추전방전위증의 분류** Wiltse, Newman, MacNab 등이 제안한 1976년 논문에서 발췌하였다. *(Ch 73, p794 참고)*

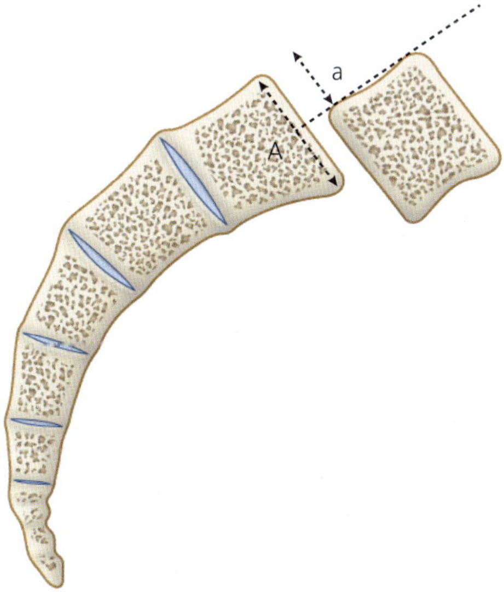


그림 73-6. **슬립 비율(Slip percentage)** 제5 요추의 척추가 천추에 비해 얼마나 전위되었는지를 표시한다. Slip percentage = a/A x 100 *(Ch 73, p799 참고)*

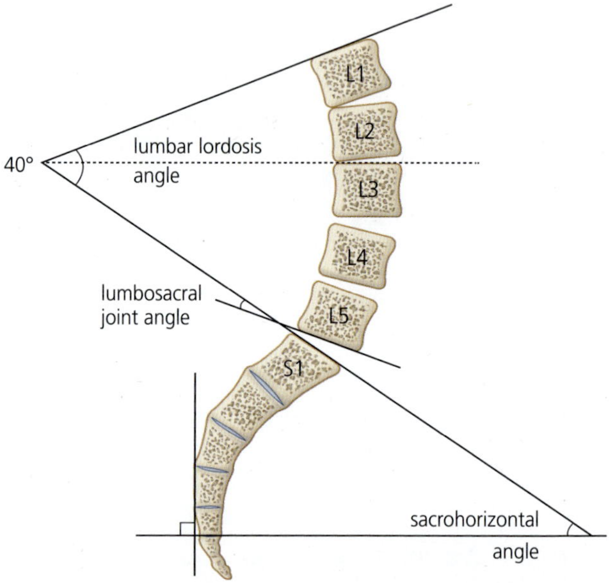


그림 73-11. **요천추부의 시상면** 요천추부의 시상면에서의 각은 sacrohorizontal angle, angle of lumbar lordosis, lumbosacral joint angle 등으로 표현된다. *(Ch 73, p800 참고)*

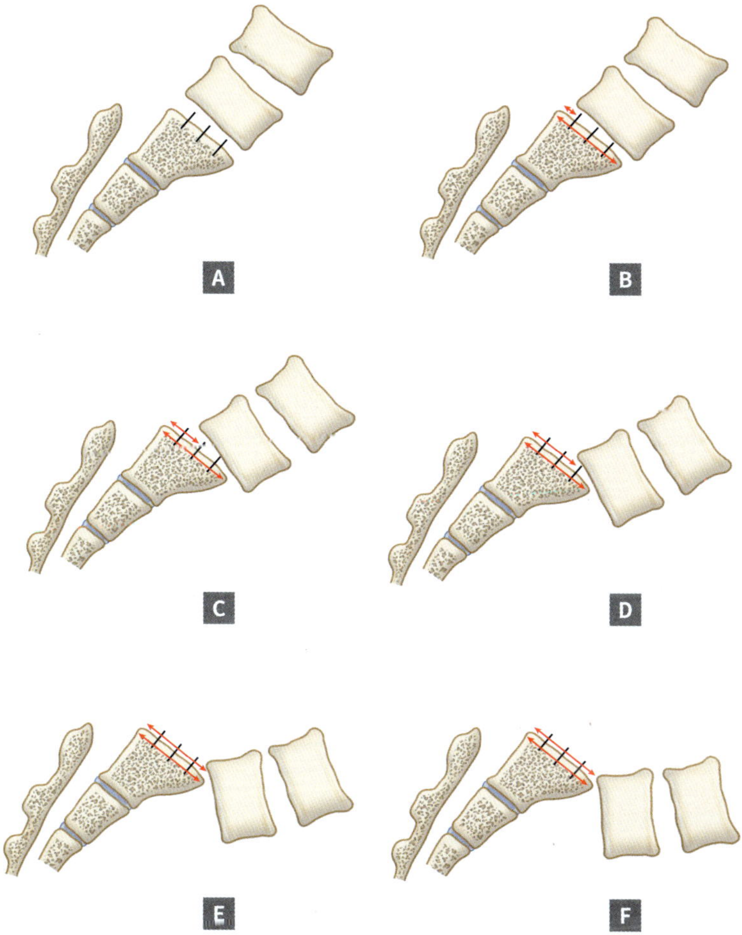


그림 73-12. **척추전방전위증의 Meyerding grade** 상부척추가 하부 척추체에 비해 상대적으로 얼마나 전위되었는지 표현한다. (A, B) 0-25%까지 grade 1, (C) 25-50%까지 grade 2, (D) 50-75%까지 grade 3, (E) 75%이상이면 grade 4, (F) 100% 이상 시 grade 5 (spondyloptosis) *(Ch 73, p800 참고)*

SECTION

# 17

# 척추변형

# 75 척추변형의 평가: 시상면과 관상면

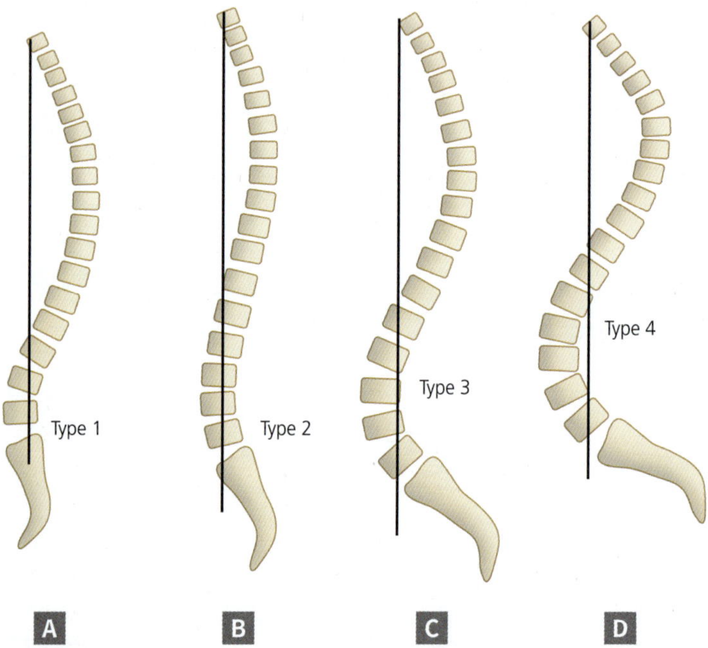


| | Sacral Slope | Incidence [mean (range)] (°) | Apex |
|---|---|---|---|
| A | < 35° (mean, 30°; range, 21~35°) | 40 (34~54) | Middle L5 |
| B | < 35° (mean, 32°; range, 28~35°) | 44 (38~57) | Base L4 |
| C | 35° < SS < 45° (mean, 39°) | 51 (36~65) | Middle L4 |
| D | SS < 45° (mean; 50°; range, 45~66°) | 63 (43~83) | Base L3 |

그림 75-2. **Roussouly의 4가지 형태의 정상 시상면 척추배열(좌측부터 제1형, 제2형, 제3형, 제4형)** *(Ch 75, p818 참고)*

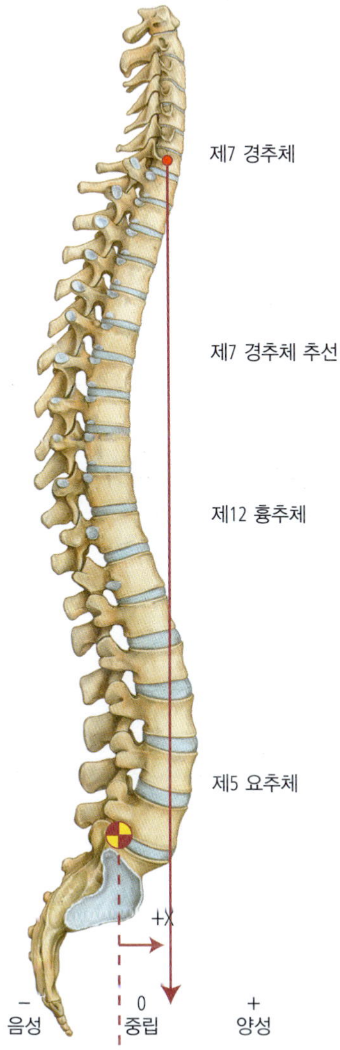


그림 75-3. **시상균형** *(Ch 75, p820 참고)*

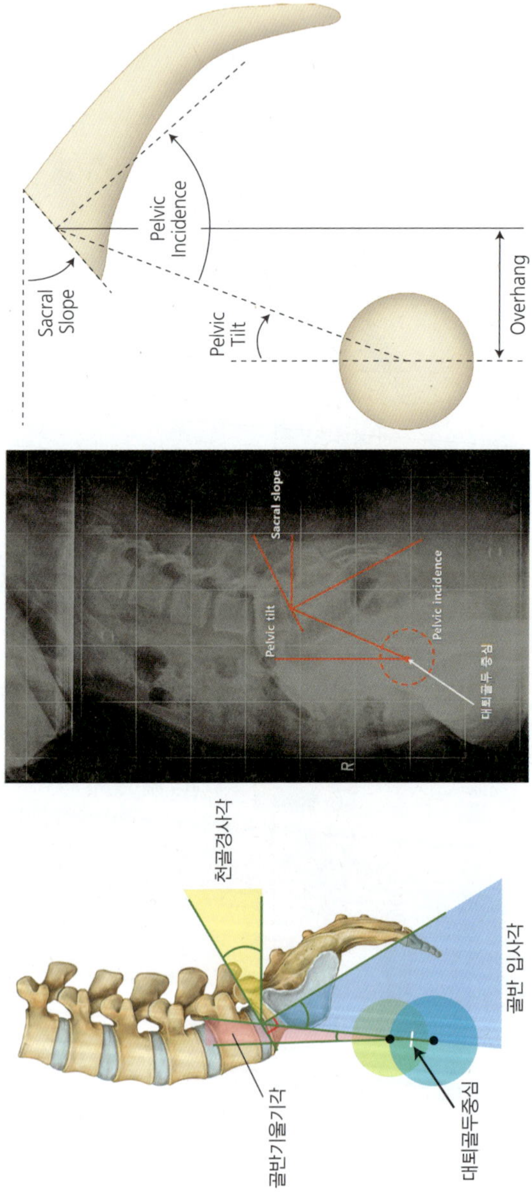


**그림 75-4. 골반입사각, 골반기울기각, 천골경사각의 상관관계(PI = PT + SS)** *(Ch 75, p821 참고)*

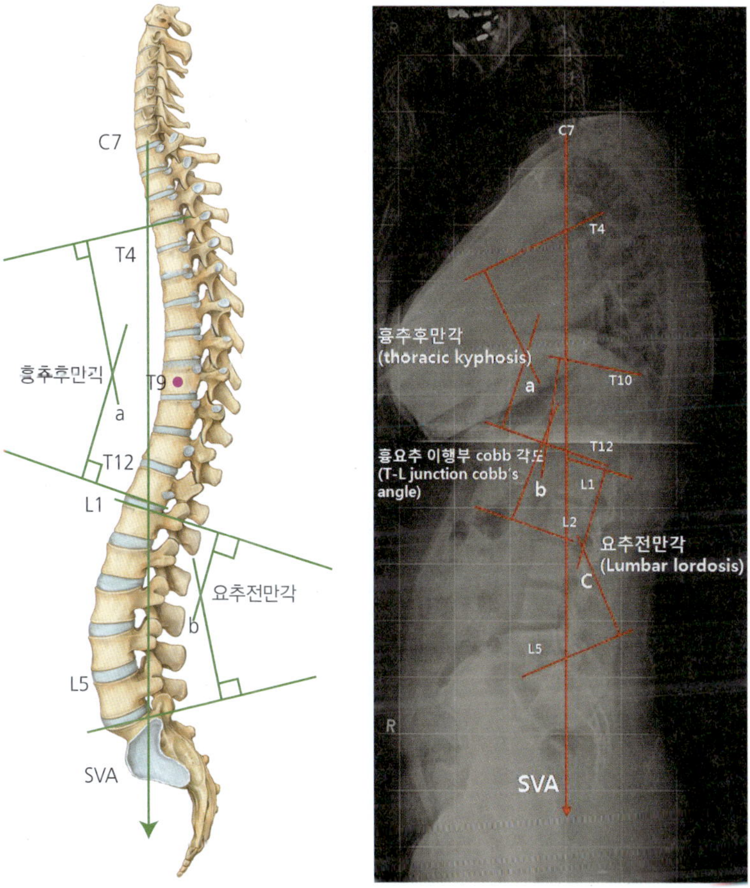


그림 75-7. **흉추후만각(TK), 요추부전만각(LL), 시상면수직축(SVA)** *(Ch 75, p822 참고)*

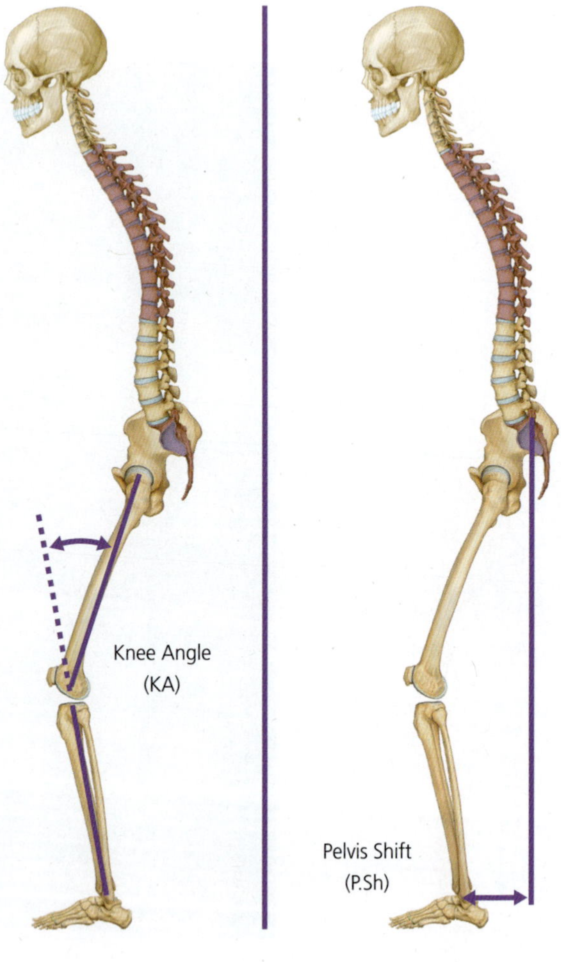


**그림 75-8. 슬관절각도, 골반밀림** *(Ch 75, p823 참고)*

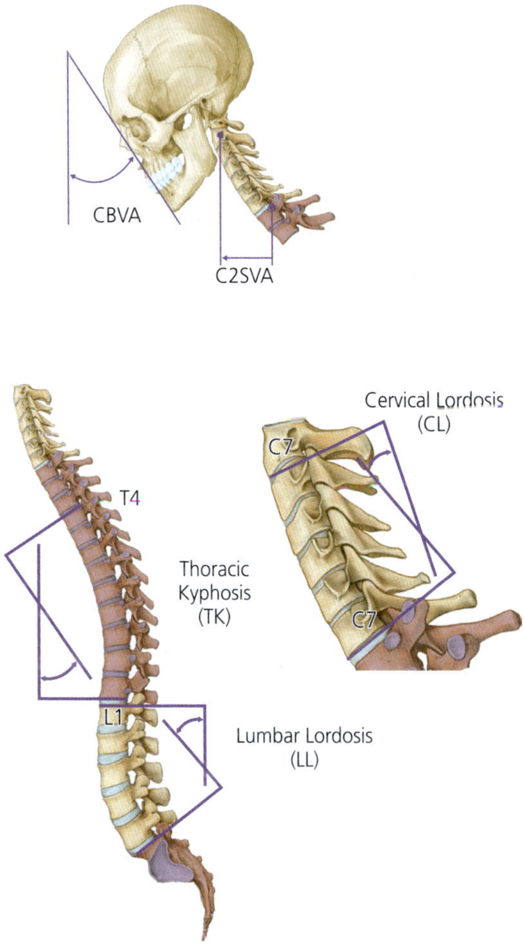


그림 75-9. **턱밑수직각 (CBVA)** *(Ch 75, p823 참고)*

# 76 척추변형의 분류

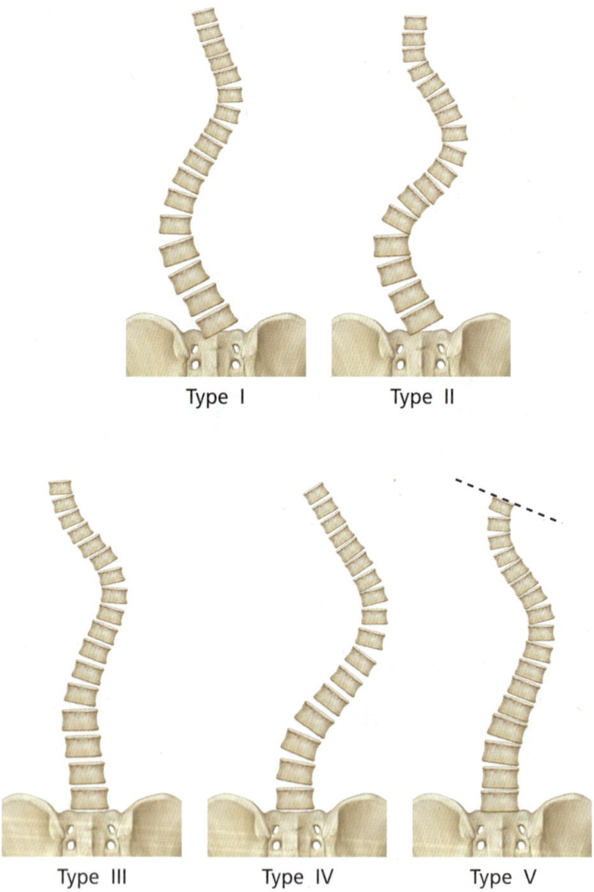


**그림 76-1. King 분류** *(Ch 76, p827 참고)*

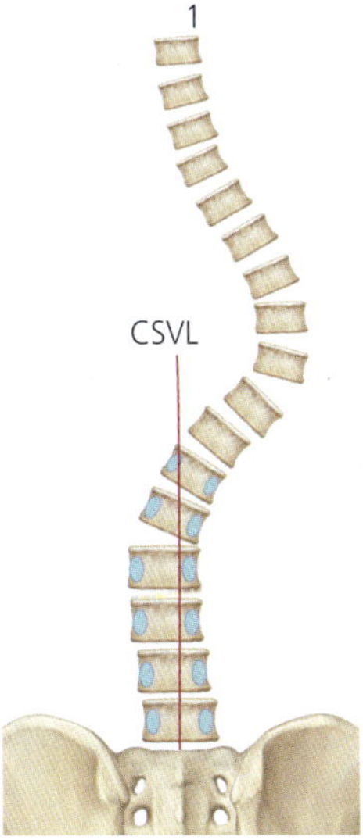


**그림 76-2. 직관상면 X-ray에서 시행하는 중심선, 안정 척추, 첨부 결정 과정** 중심선(CSVL, central sacral vertical line)

1. 직관상면으로 X-ray를 촬영한다.
2. 양쪽 다리의 차이가 2 cm 이상이면, 양쪽의 높이를 맞춘다.
3. 천추골의 중심에서부터 수직으로 선을 긋는다.
4. 안정 척추(stable vertebra)라고 함은 중심선에 의해서 2부분으로 나누어지는 흉, 요추 중에서 제일 높은 부위의 척추를 말한다. 디스크 부분이 이에 해당되면 바로 아래의 척추가 안정 척추이다.
5. 곡선의 첨부(꼭지, apex)는 가장 수평이며 측방으로 이동된 척추체를 말한다.

- SRS (scoliosis research society)
  - 곡선 정의: 첨부(꼭지, apex)
  - 흉추 곡선: T2 – T11/12 디스크
  - 흉요추 곡선: T12 – L1
  - 요추 곡선: L1/2 디스크 – L4까지

*(Ch 76, p827 참고)*

**표 76-1. Lenke의 분류에 따른 6가지 유형** *(Ch 76, p828 참고)*

| | PT | MT | TL/L | |
|---|---|---|---|---|
| 1 | NS | S* | NS | Main Thoracic (MT) |
| 2 | S | S* | NS | Double Thoracic (DT) |
| 3 | NS | S* | S | Double Major (DM) |
| 4 | S | S* | S* | Triple Major (TM) |
| 5 | NS | NS | S* | Thoracolumbar/Lumbar (TL/L) |
| 6 | NS | S | S* | Thoracolumbar/Lumbar-Main Thoracic (TL/L-MT) |

PT (proximal thoracic, 근위 흉추 유형, T2-5)
MT (main thoracic, 주 흉추 유형, T6-12)
TL/L (thoracolumbar/lumbar, 흉요추 유형, T12-L4)
S* = 구조성(structural), 주곡선(major curve)
NS = 비구조성(non-structural)
S = 구조성(structural)

**표 76-2. 성인의 척추변형에 대한 SRS (Scoliosis Research Society)-Schwab)의 분류** *(Ch 76, p829 참고)*

| Coronal curve types | |
|---|---|
| Thoracic only with lumbar curve < 30° | |
| TL/lumbar only with lumbar curve < 30° | |
| Double curve with at least one T and one TL/L both > 30° | |
| No coronal curve all coronal curve < 30° | |
| **Sagittal modifiers** | |
| PI-LL mismatch | 0 : PI-LL < 10°<br>+ : PI-LL 10-20°<br>++ : PI-LL > 20° |
| C7-S1 SVA | 0 : SVA < 4cm<br>+ : SVA 4-9.5cm<br>++ : SVA > 9.5cm |
| PI-LL mismatch | 0 : PT < 20°<br>+ : PT 20-30°<br>++ : PT > 30° |

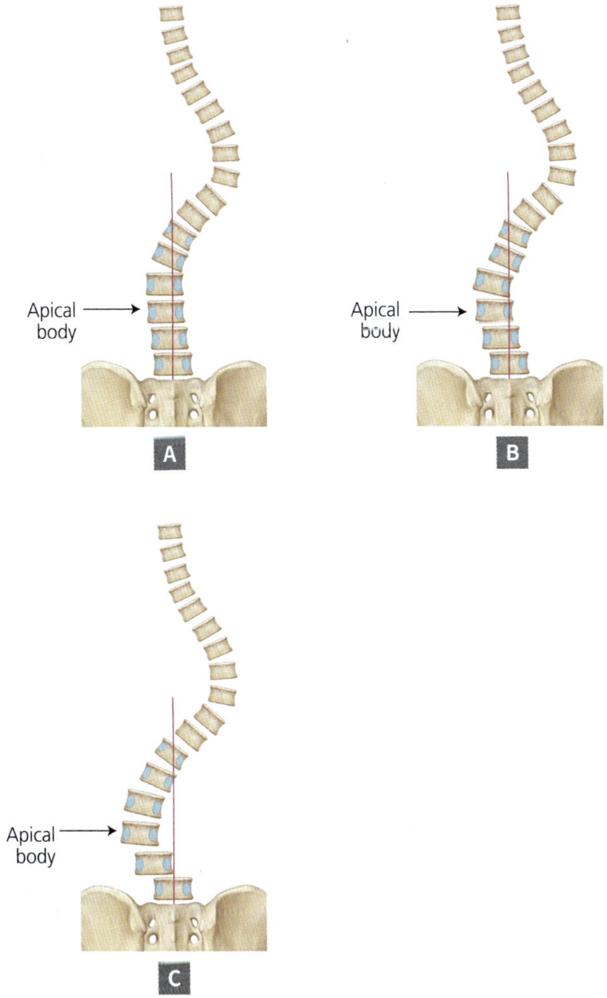


그림 76-3. **요추체 변경(lumbar spine modifier)에 대한 설명**

(A) 요추체 변경; 중심선이 안정 척추까지 양분하면서 올라간다.

(B) 요추체 변경; 중심선이 첨부(꼭지, apex)를 형성하는 추체 혹은 디스크의 바깥 가장자리와 척추경 사이를 지나간다.

(C) 요추체 변경; 중심선이 첨부(꼭지, apex)를 형성하는 추체 혹은 디스크의 바깥쪽을 지나간다. *(Ch 76, p828 참고)*

표 76-3. **Ames의 경추변형의 분류** *(Ch 76, p829 참고)*

| Deformity Descriptor |
|---|
| C-Primary Sagittal Deformity Apex in Cervical Spine<br>CT-Primary Sagittal Deformity Apex in Cervical-Thoracic Junction<br>T-Primary Sagittal Deformity Apex in Thoracic Spine<br>S-Primary Coronal Deformity (C2-C7 Cobb angle ≥15°)<br>CVJ-Primary Cranio-Vertebral Junction Deformity |
| **5 Modifiers** |
| C2-C7 sagittal vertical axis SVA<br>0 : C2-C7 SVA < 4 cm<br>1 : C2-C7 SVA 4-8 cm<br>2 : C2-C7 SVA > 8 cm |
| Horizontal Gaze<br>0 : CBVA 1*-10*<br>1 : CBVA -10°-0° or 11*-25*<br>2 : CBVA < -10° or > 25* |
| Cervical Lordosis Minus T1 Slope<br>0 : TS-CL < 15°<br>1 : TS-CL 15*-20*<br>2 : TS-CL > 20° |
| Myelopathy<br>0 : mJOA = 18 (None)<br>1 : mJOA = 15-17 (Mild)<br>2 : mJOA = 12-14 (Moderate)<br>3 : mJOA < 12 (Severe) |
| SRS-Schwab Classification<br>0 : T, L, D or N : Curve Type<br>1 : 0, +, or ++ : PI minus LL<br>2 : 0, +, or ++ : Pelvic Tilt<br>3 : 0, +, or ++ : C7-S1 SVA |

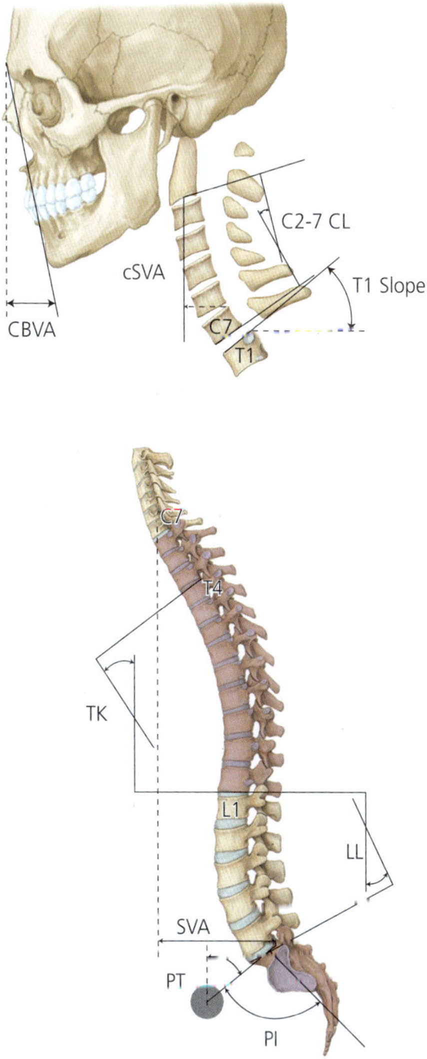


**그림 76-4. 시상면 정렬 인자들에 대한 설명[경추(좌측), 전척추(우측)]** CBVA, chin-brow vertical angle; cSVA, cervical sagittal vertical axis; CL, cervical lordosis; TK, thoracic kyphosis; LL, lumbar lordosis; PT, pelvic tilt; PI, pelvic incidence. *(Ch 76, p830 참고)*

# 77 청소년기 특발성 측만증

**표 77-1. Tanner 분류법** *(Ch 77, p834 참고)*

| 기 | 음모 | 귀두 | 고환 |
|---|---|---|---|
| 1 | 없음 | 아동기 적임 | 아동기 적임 |
| 2 | 적고, 길며 약간의 색소침착 | 약간 커짐 | 음낭이 커지고,<br>약간 분홍빛으로 바뀜 |
| 3 | 더 검고 구불구불해지기<br>시작하나 아직 숫자는 적음 | 더 길어짐 | 더 커짐 |
| 4 | 어른과 비슷하나 수가 적으며,<br>굵고 구불구불함 | 더 크고 굵어짐 | 더 크고, 음낭이 검어짐 |
| 5 | 성인의 모습. 대퇴내부로 퍼짐 | 성인크기 | 성인크기 |

**표 77-2. 측만증 치료 논리체계** *(Ch 77, p835 참고)*

| | 11°~25° | 25°~45° | 50° 이상 |
|---|---|---|---|
| 성장을 하고 있는 환자 | 경과관찰 | 보조기 | 수술 |
| 성장을 멈춘 환자 | 경과관찰 | 경과관찰 | 수술고려 |

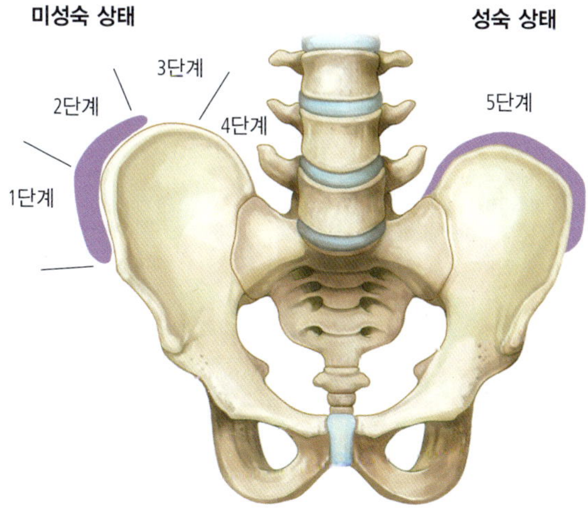


**그림 77-2. Risser 징후: 장골능의 뼈곁돌기의 성장 정도에 따른 분류**
1단계는 장골능의 25%, 2단계는 50%, 3단계는 75%, 4단계는 100%에서 골화가 일어난 상태이며, 5단계는 장골능과 뼈곁돌기가 유합된 상태이다. *(Ch 77, p834 참고)*

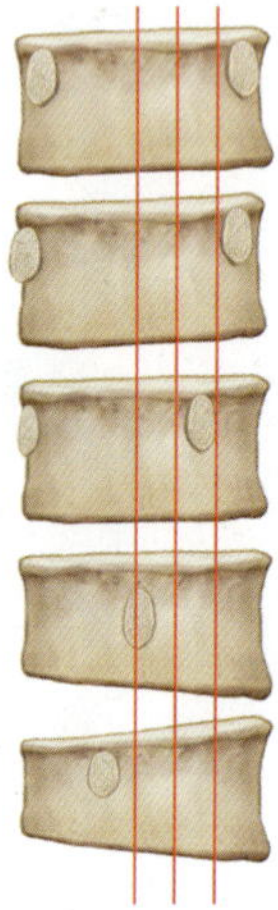


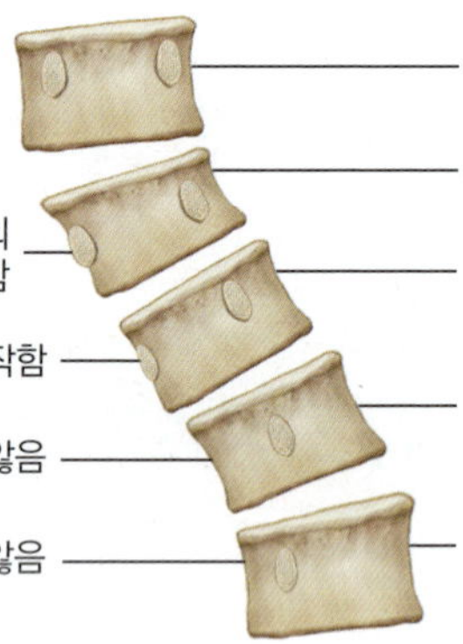


**그림 77-3. Nash-Moe rotation index** 추체와 척추경의 위치의 상관관계를 이용하여 추체의 회전을 0단계에서 4단계까지 다섯 단계로 나눈다. *(Ch 77, p836 참고)*

SECTION 17



# 78 선천성 측만증과 신경근육성 측만증

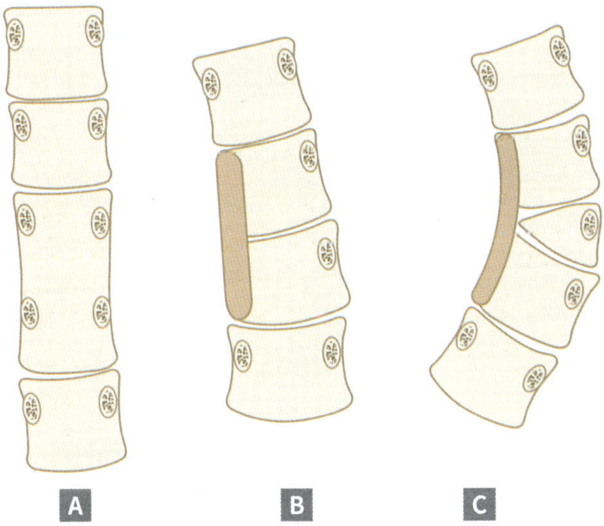


그림 78-1. (A) 유합된 척추, (B) 척추봉, (C) 반대쪽 반척추가 동반된 척추봉.
*(Ch 78, p840 참고)*

# 80 퇴행성 척추변형

표 80-1. SRS-Schwab 척추변형 분류표(Classification for adult spinal deformity)
*(Ch 80, p852 참고)*

| Coronal Curve types | Sagittal Modifier |
|---|---|
| T: Thoracic only<br>(with lumbar curve < 30°) | PI minus LL<br>0: PI-LL < 10°<br>+: 10° < PI-LL < 20°<br>++: PI-LL > 20° |
| L: TL / Lumbar only<br>(with thoracic curve < 30°) | Global Alignment<br>0: SVA < 4 cm<br>+: 4 cm <SVA < 9.5 cm<br>++: SVA > 9.5 cm |
| D: Double curve<br>(with T and TL/L curves > 30°) | Pelvic Tilt<br>0: PT < 20°<br>+: 20° < PT < 30°<br>++: PT > 30° |
| N: No Major Coronal Deformity<br>(all coronal curves < 30°) | |

**표 80-3. 상위 척추의 기구 고정 범위를 정하는 기준** *(Ch 80, p854 참고)*

| | |
|---|---|
| 1 | 2±cm의 관상면상 수직축에 의해 구분된 안전구역<br>"Stable zone", defined by the coronal vertical axis |
| 2 | 고정 분절 내 시상면상 정렬의 복구<br>Restoration of the sagittal alignment within the instrumented segment |
| 3 | 인접 마디의 추간판 혹은 후관절 퇴행이 없음<br>No disc or facet degeneration of the adjacent spinal segments |
| 4 | 회전이 없는 분절Neutral rotation |
| 5 | 안정되어 있으며 인접마디의 후방분절에 손상이 없는 없음Stable in all direction and intact posterior elements in the adjacent segment |

**표 80-4. 천추까지 기구 고정을 포함 시켜야 하는 기준** *(Ch 80, p854 참고)*

| | |
|---|---|
| 1 | L5-S1 전방전위증인 경우L5-S1 spondylolistheis |
| 2 | L5-S1 후궁절제술을 한 경우previous L5-S1 laminectomy |
| 3 | L5-S1 협착증이 있는 경우Any form of L5-S1 stenosis |
| 4 | L5-S1의 종판각이 기울어진 경우An oblique takeoff at L5-S1 |
| 5 | L5-S1 추간판에 심한 퇴행성 변화severe L5-S1 disc degeneration |

**표 80-5. 기구 고정을 포함시켜야 하는 경우** *(Ch 80, p854 참고)*

| | |
|---|---|
| 1 | 후방 구조물 결손이 있는 경우posterior column deficiency |
| 2 | 척추전위증이 있는 경우listhesis in any direction |
| 3 | 척추회전분절이 있는 경우rotatory spinal segment |
| 4 | 후만곡의 징점 혹은 시상면상과 관상면상 불균형 정점 분절을 지나는 경우<br>A region of junctional kyphosis or at the apex of deformity in the coronal and sagittal plane |

**표 80-8. 시상면 척추변형 수술의 요점** *(Ch 80, p857 참고)*

| | |
|---|---|
| 1 | 수술 시 하위요추 부위 전만각 복원이 제일 중요하다. |
| 2 | 전-후방 전근법이 제일 효율적이다. |
| 3 | 요추 전만각의 교정 목표는 골반입사각에 따라 정해진다. |
| 4 | 흉추 후만증thoracic kyphosis이 있는 경우의 요추 복원각의 목표는 흉추 후만곡 + 20~30도 이다. |
| 5 | 골유합의 범위는 요추 후만곡의 정점에서 멈추지 말고 정점에서 2 level 이상으로 한다. |
| 6 | 유합부위는 되도록 흉요부접합부위thoracolumbar junction은 넘지 않도록 한다. 그러나 흉요부 접합부위의 척추 후만증thoracolumbar junction kyphosis가 심해(T10-L2 각도가 20도 이상일 때) 요추 전만각 복원만으로 시상면 균형을 이루기 어려우므로 고정 부위를 흉요부 접합부 이상(대개 제10번 흉추)으로 한다. |

**표 80-9. 절골술별 교정가능각도** *(Ch 80, p857 참고)*

| 절골술 | 교정면 | 교정각도 |
|---|---|---|
| Smith-Peterson Osteotomy | 시상면 | 5 ~ 10도 |
| Pedicle Subtraction Osteotomy | 시상면 > 관상명 | 30 ~ 40도 |
| Vertebral Column Resection | 시상면, 관상면 | > 30도 |

# 81 경추변형의 평가 및 치료

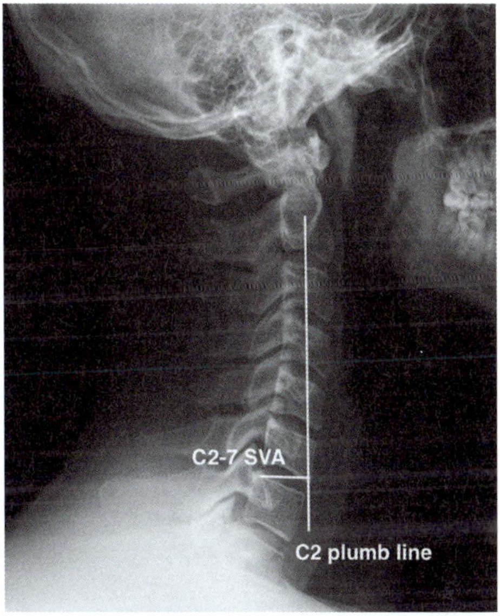


그림 81-4. C2-7 시상수직축(SVA)를 보여주는 측면 경추 X선 사진
*(Ch 81, p866 참고)*

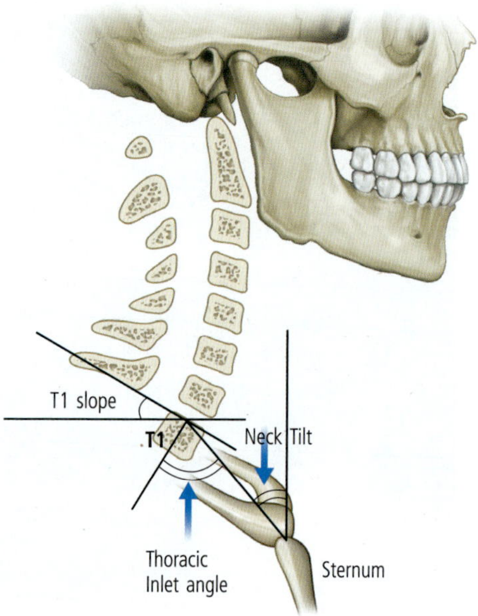


그림 81-6. **TIA, T1S 및 목 기울기를 보여주는 도면** *(Ch 81, p867 참고)*

표 81-1. Ames 등이 제안한 경추 변형 분류 시스템 *(Ch 81, p867 참고)*

| Defromity descriptors | |
|---|---|
| C | Apex of sagittal deformity in cervical spine |
| CT | Apex of sagittal deformity at cervicothoracic junction |
| T | Apex of sagittal deformity in thoracic spine |
| S | Primary coronal deformity |
| CVJ | Deformity located at craniovertebral junction |

| Five Modifiers | | | | |
|---|---|---|---|---|
| **C2-7 CVS** | **CBVA** | **CL minus T1S** | **Myelopathy (mJOA)** | **SRS-Schwab clssification** |
| 0: < 4 cm | 0: 1° to 10° | 0: < 15° | 0: 18 (none) | T, L, D or N (curve) |
| 1: 4 to 8 cm | 1: -10° to 0° or 11° to 25° | 1: 15° to 20° | 1: 15-17 (mild) | 0, +, or ++ (PI-LL) |
| 2: > 8 cm | 2: < -10° or > 25 | 2: > 20° | 2: 12-14 (moderate) | 0, +, or ++ (PT) |
| | | | 3: < 12 (severe) | 0, +, or ++ (C7-S1 SVA) |

PI = pelvic incidence; LL = lumber lordosis; PT = pelvic tilt

SECTION

# 18

# 선천성 기형과 소아 척추

# 84 Chiari 기형과 척수공동증

표 84-1. **Chiari 기형의 분류** *(Ch 84, p891 참고)*

| 제 I 형 |
| --- |
| 소뇌 편도가 후두공 아래로 5 mm 이상 탈출<br>뇌간의 하강 없음<br>척수공동증 동반이 흔함 |
| **제 II 형** |
| 뇌편도, 뇌간, 제4뇌실의 탈출<br>두개강내 기형의 동반이 흔함<br>거의 대부분 척수수막류와 수두증을 동반 |
| **제 III 형** |
| 후경부 수막뇌류, 제II형에서 흔히 동반되는 두개강내 기형을 많이 동반 |
| **제 IV 형** |
| 소뇌이형성 또는 저형성, 소뇌천막의 이형성 |

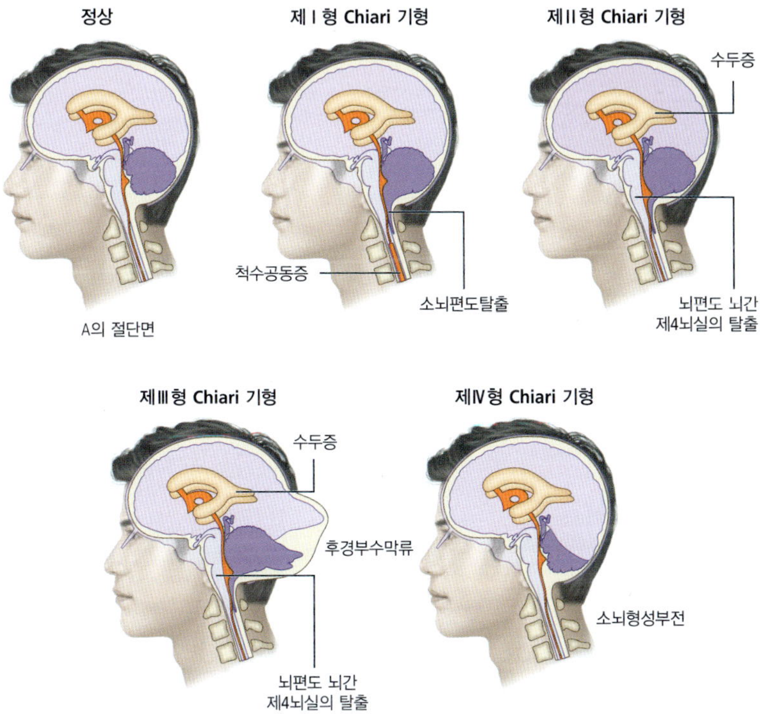


그림 84-1. **Chiari 기형의 분류** *(Ch 84, p892 참고)*

# 85 두개-척추 접합부 선천성 이상

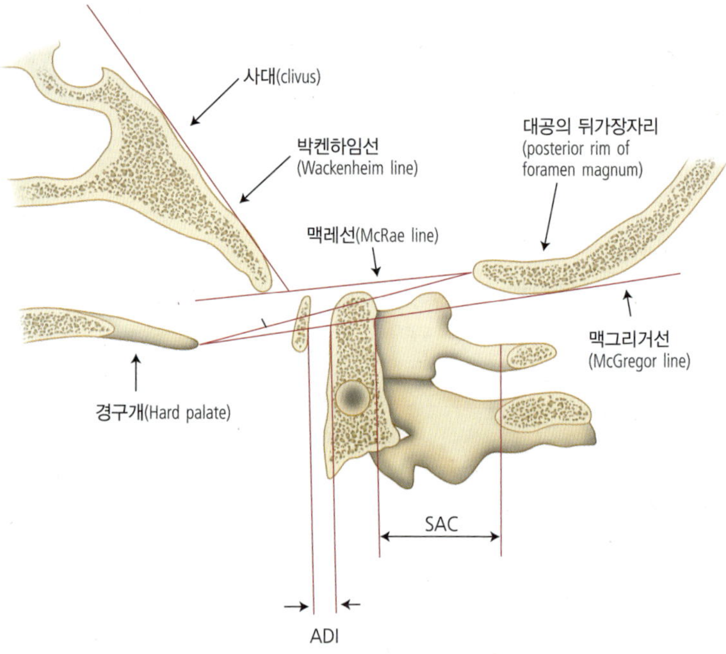


**그림 85-3. 두개저와 환추, 축추 간의 관계 도식도** *(Ch 85, p904 참고)*

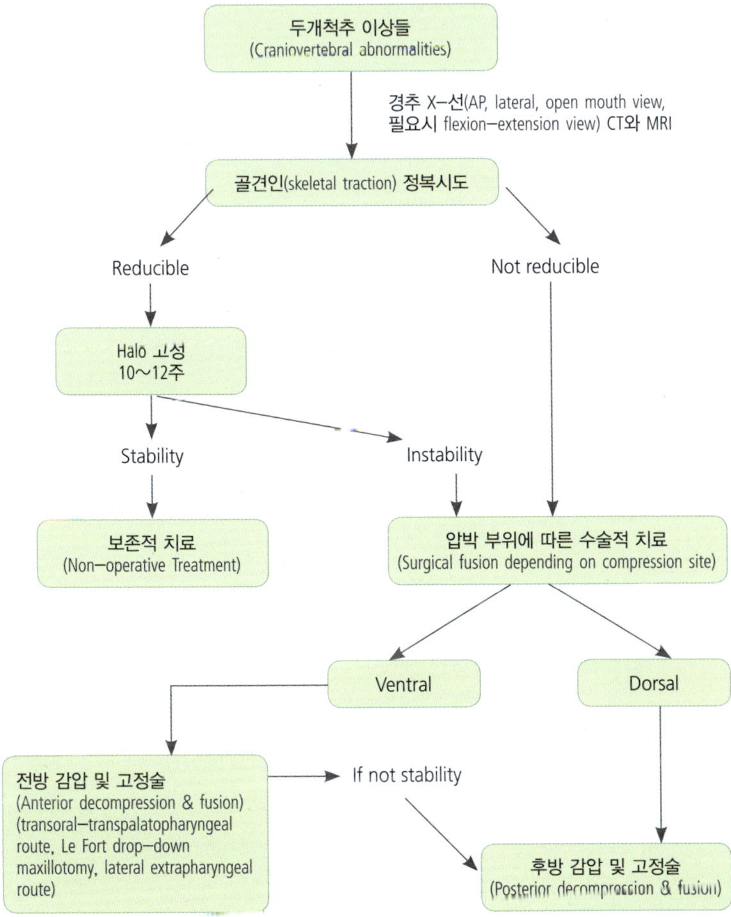


그림 85 4. **두개척추 접합부 치료** *(Ch 85, p906 참고)*

SECTION

# 19

# 척수의 혈관질환

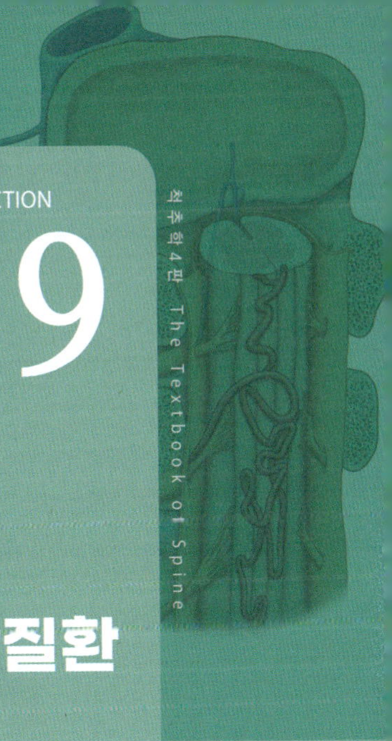

# 87 척수혈관 기형

**표 87-1. 척수동정맥 기형의 분류** *(Ch 87, p930 참고)*

| |
|---|
| 제1형 경막 동정맥기형 Type I Dural arteriovenous Fistulas, AVFs |
| 제2형 사구체 동정맥기형 Type II Glomus AVMs |
| 제3형 복잡형 동정맥 기형 Type III Complex AVMs |
| 제4형 척수주위 동정맥루 Type IV Perimedullary AVFs |

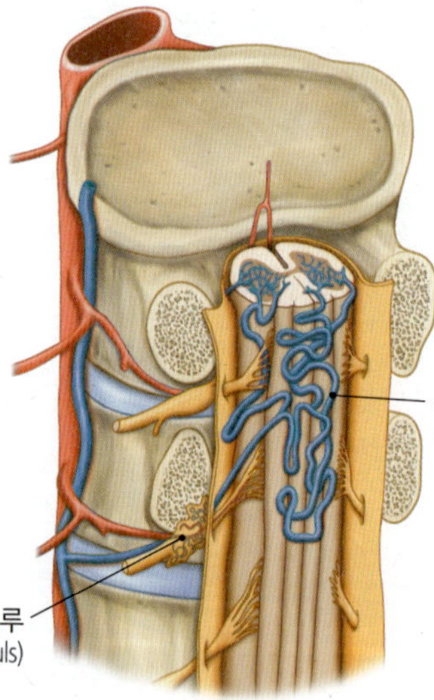


**그림 87-1. 경막 동정맥루의 혈관해부** 경막 동정맥루는 경막동맥에 의하여 혈액공급을 받으며 척수수질정맥으로 유출된다. 동정맥루를 통해 동맥 혈액이 관상정맥얼기로 전달되며 이로 인하여 정맥들이 길이가 늘어나고 굵기가 굵어지며 모양도 뱀처럼 구불구불해진다. 경막내부의 정맥들은 밸브구조가 없으므로 동정맥루로 인하여 정맥압이 상승되면 척수내로 압력이 전달되어 척수울혈(congestion)과 척수병증(myelopathy)을 일으킨다. *(Ch 87, p931 참고)*

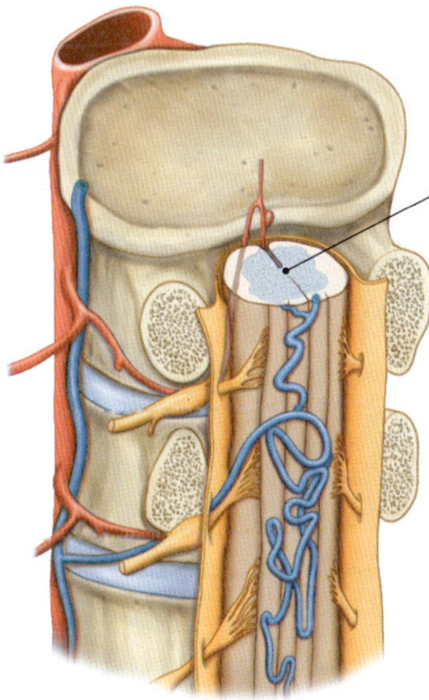


그림 87-5. **제2형 척수내 사구체 동정맥기형의 혈관해부** 제2형 동정맥기형의 핵은 매우 밀집된 혈관기형의 덩어리로 척수의 짧은 구간에 한정되어 존재한다. 주로 복측(anterior half of the spinal cord)에 존재하며 전척수동맥의 혈액공급을 받는다. *(Ch 87, p934 참고)*

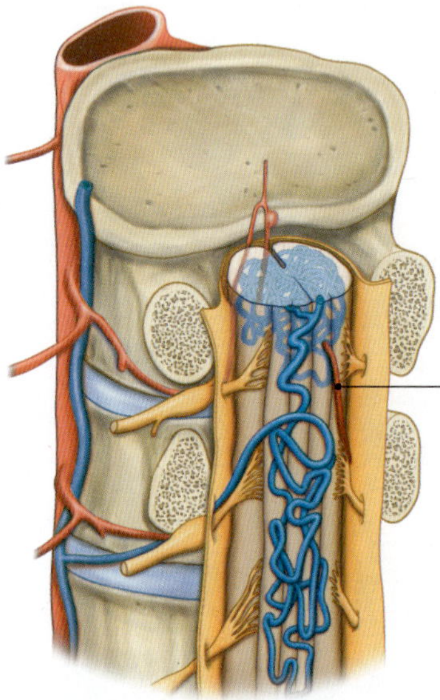


그림 87-6. **제3형 척수내 복잡형 동정맥 기형(complex or juvenile type of intramedullary arteriovenous malfor-mation)의 혈관 해부** 복잡형 동정맥기형은 확장된 척수수질동맥에 의하여 전척수동맥 및 후척수동맥을 통하여 혈액공급을 받는다. 동정맥기형의 핵은 광범위하게 존재하여 종종 척수관(spinal canal)을 모두 채울 정도로 크며 동정맥기형 사이에 정상적인 신경조직을 포함하는 경우도 존재한다. *(Ch 87, p936 참고)*

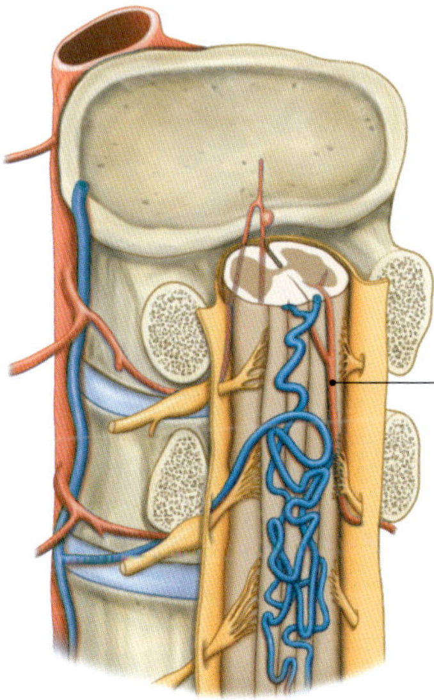


그림 87-7. **제4형 수질외 동정맥루(perimedullary arteriovenous fistula)의 혈관해부**
전척수동맥 혹은 후척수동맥을 통하여 동맥혈을 공급한다. 대부분의 수질외 동정맥루는 하부 흉수 및 요수부위에 호발하며 전 척수동맥이 영양동맥이 되는 경우가 많다. 비교적 큰 크기의 수질외 동정맥루는 종종 정맥류(varices)가 단락 인접부위 정맥에서 발견되기도 한다.
*(Ch 87, p936 참고)*

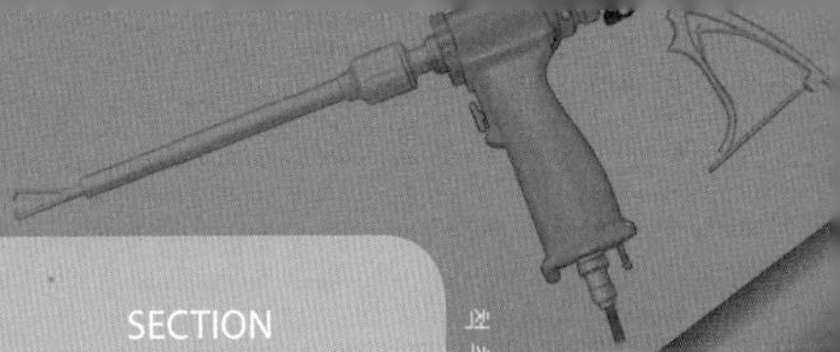

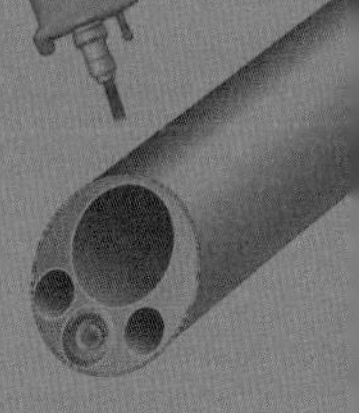

SECTION

# 20



# 최소침습수술

# 94 양방향척추내시경수술

표 94-1. **편측 양방향척추내시경수술의 분류** *(Ch 94, p988 참고)*

| 부위 | 수술명 |
|---|---|
| Cervical | Posterior cervical foraminotomy<br>Posterior cervical foraminotomy with discectomy (keyhole)<br>Posterior cervical laminotomy<br>Posterior cervical laminotomy with bilateral decompression |
| Thoracic | Thoracic laminotomy<br>Thoracic discectomy via paraspinal approach<br>Thoracic unilateral laminotomy with bilateral decompression<br>Thoracic ossification of ligamentum flavum removal |
| Lumbar | Lumbar laminotomy with discectomy<br>Lumbar discectomy vial paraspinal approach (Wiltse approach)<br>Lumbar discectomy via contralateral sublaminar approach<br>Lumbar laminotomy<br>Lumbar unilateral laminotomy with bilateral decompression<br>Lumbar laminotomy with cystic lesion removal<br>Lumbar foraminotomy (foraminoplasty) via paraspinal approach<br>Transforaminal lumbar interbody fusion |

표 94-2. **적응증** *(Ch 94, p988 참고)*

| |
|---|
| 양방향척추내시경 추간판 제거술biportal endoscopic discectomy<br>요추부 추간판 탈출증herniated lumbar disc<br>요추부 추간공 추간판 탈출증foraminal disc herniation<br>요추부 추간판 탈출증, 재발성recurrent lumbar disc herniation<br>요추부 극외측 추간공 협착증far out syndrome, Bertolotti syndrome |
| 양방향척추내시경 감압술biportal endnoscopic decompression<br>요추부 추간판 탈출증, 재발성recurrent lumbar disc herniation<br>요추부 중심성 협착증lumbar central or lateral recess stenosis<br>요추부 추간공 협착증lumbar foraminal stenosis<br>요추부 낭종성 질환lumbar juxta facet cyst |
| 양방향척추내시경 보조하 요추 추체간 골유합술<br>biportal endoscopy assisted lumbar interbody fusion<br>요추부 궁협부 결손에 의한 요추부 척추전방전위증<br>Isthmic lumbar spondylolisthesis<br>퇴행성 요추부 척추전방전위증degenerative lumbar spondylolisthesis<br>척추 불안정성lumbar segmental Instability<br>요추부 재발성 협착증lumbar recurrent stenosis<br>요추부 재발성 추간판 탈출증lumbar recurrent disc herniation<br>요추부 중심성 협착증 및 추간공 협착증lumbar central stenosis<br>요추부 추간공 협착증lumbar foraminal stenosis |
| 경추 및 흉추 질환<br>경추부 추간공 협착증cervical foraminal stenosis<br>경추부 추간공 추간판 탈출증cervical foraminal disc herniation<br>흉추부 추간판 탈출증thoracic disc herniation |
| 주의를 요하는 적응증<br>흉추부 협착증thoracic central stenosis<br>흉추부 황색인대 골화증thoracic ossification of ligamentum flavum<br>경추부 중심성 협착증cervical central stenosis<br>경추부 경막외 낭종성 질환cervical extradural cystic lesion |

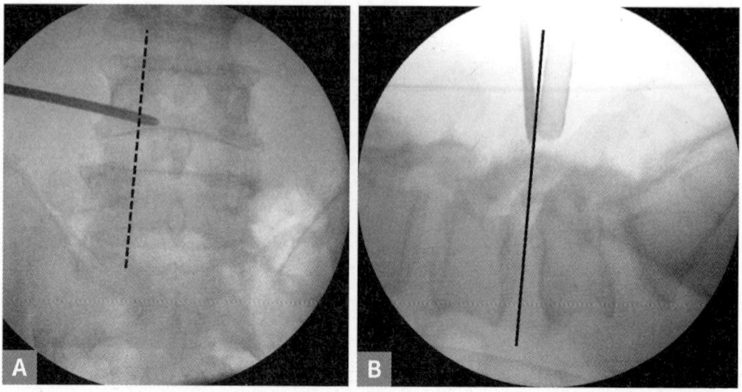


그림 94-3. (A) 수술 중에 촬영된 방사선 영상 사진. 두 개의 포털은 척추 전후 영상에서 추경의 내측면에 만든다. (B) 추간판 중앙부분을 기준으로 하여 대칭으로 두 개의 포털을 만든다. *(Ch 94, p989 참고)*

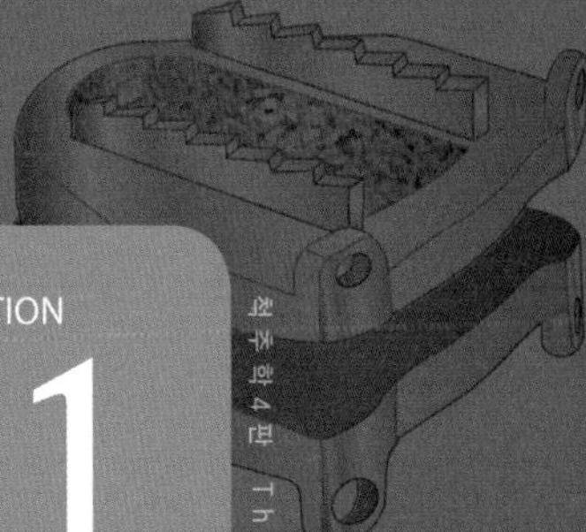



SECTION

# 21

# 역동적 안정술

# 96 경추의 인공 추간판 치환술

**표 96-1. 경추 인공 추간판 치환술의 금기증** *(Ch 96, p1015 참고)*

| |
|---|
| 후방 관절병증과 연관된 축성 경부통<br>axial neck pain related to facet arthropathy |
| 후방 구조의 압박에 의한 경수병증<br>cervical myelopathy caused primarily by posterior compression |
| 변형<br>- 경추측만증<br>- 후궁절제술 후 후만증 |
| 후주 불충분에 의한 불안정증<br>instability owing to posterior element insufficiency |
| 부적절한 종판상태inadequate end plate integrity<br>- 골다공증<br>- 대사성 골 질환 |
| 감염 혹은 염증성 질환<br>- 후종인대골화증<br>- 강직성척추염<br>- 류마티스 관절염 |
| 수술부위 경추의 불충분한 운동범위<br>insufficient cervical motion at the indexed level |
| 후방 골극의 연결bridging osteophytes |
| 정상 추간판 높이의 50% 이상 감소 |

표 96-2. **Classitication of Heterotopic Ossification** *(Ch 96, p1017 참고)*

| | |
|---|---|
| 0 | 이소성 골화증이 없는 경우 |
| I | 이소성 골화증이 척추체 전면에 관찰되나 추간판 공간내에서는 보이지 않는 경우 |
| II | 이소성 골화증이 추간판 공간까지 침범하여 인공추간판 기능에 영향을 미치는 경우 - 운동성의 저하 |
| III | 추체 연결성 골화증을 형성하였으나 운동성이 남아있는 경우 |
| IV | 전후굴 시 시술 부위의 운동성이 전혀 없이 완전 유합된 경우 |

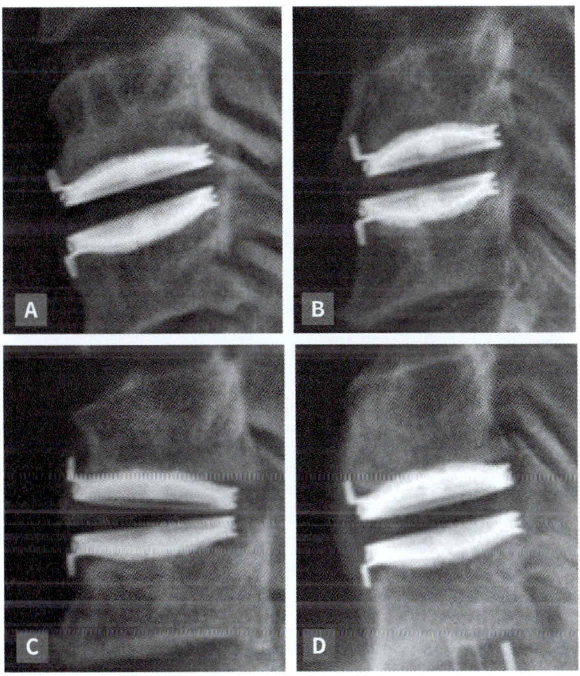

그림 96-8. **McAfee에 의한 이소성 골화증Heterotopic ossification, HO의 분류**
(A) grade I, (B) grade II, (C) grade III, (D) grade IV. *(Ch 96, p1017 참고)*

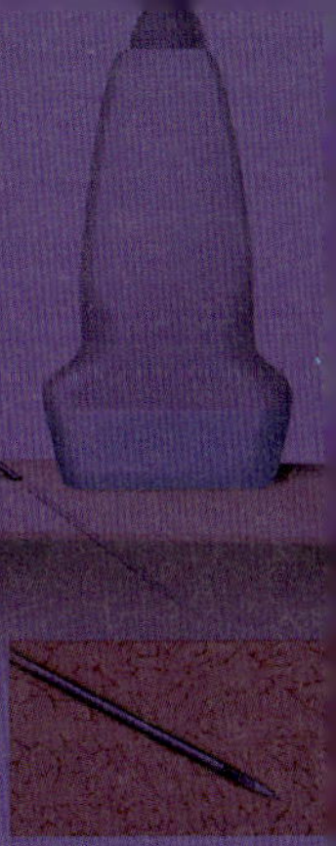

SECTION

# 22

# 초음파 중재 시술

# 100 근골격계 초음파를 이용한 진단

표 100-1. **초음파 장비와 형광투시장비의 비교** *(Ch 100, p1047 참고)*

| | 초음파 | 형광투시 |
|---|---|---|
| 기반 | 비전리방사선 | 전리방사선 |
| 영상 범위 | 보다 작은 탐색자 범위의 부위 | 보다 큰 부위 |
| 영상 장점 | 연부조직 검사에 유리 | 뼈 구조물 검사에 유리 |
| 조영제 | 상대적 활용도 제한적 | 활용도 편리 |
| 실시간 영상 | 가능함 | 가능함 |
| 방사능 위험 | 없다 | 있다 |
| 설치 장소 | 외래, 장소 구애 없음 | X-ray room |
| 재현성 | 영상 구현력 검사자 의존도 높다. | 일반적 재현성 높음. |

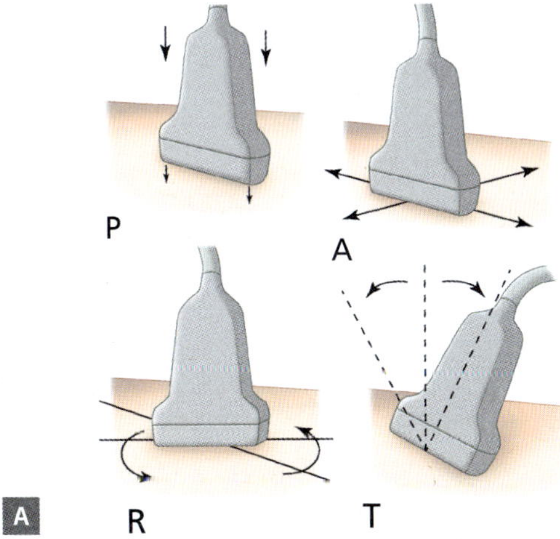


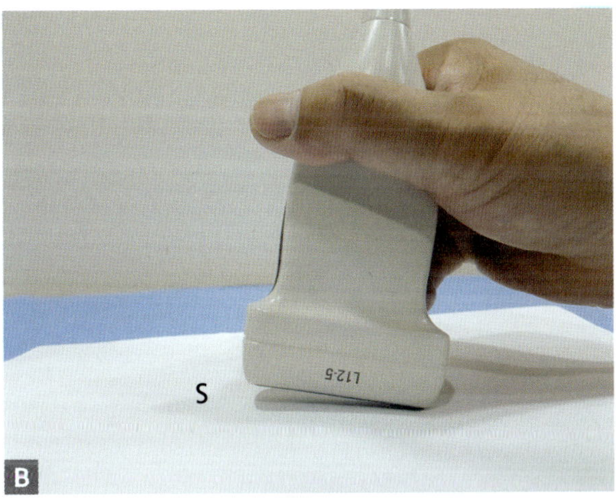


그림 100-4. **기본적 탐촉자 동작법** (A, B)는 기본적 탐촉자 동작법을 나타낸 것이다(첫음 만 따서 PARTS). (A)에서, P: pressure, A: alignment with sliding, R: rotation, T: tilt b에서, S: sagittal angulation, heel-toe maneuver. *(Ch 100, p1050 참고)*

# 102 척추에서의 초음파의 응용

**표 102-1. 경추의 해부학적 지표 구조물(Anatomical landmark)** *(Ch 102, p1076 참고)*

| 경추 레벨level | 해부학적 지표 구조물 |
|---|---|
| C4 | Carotid bifurcation |
| C5 | Upper pole of the thyroid lobe |
| C6 | Isthmus of the thyroid |
| C7 | Lower pole of the thyroid lobe |
| C8 | Inferior to the C7 transverse process |

SECTION

# 23

# 척수성 통증과 중재적 치료

# 104 척수신경자극술

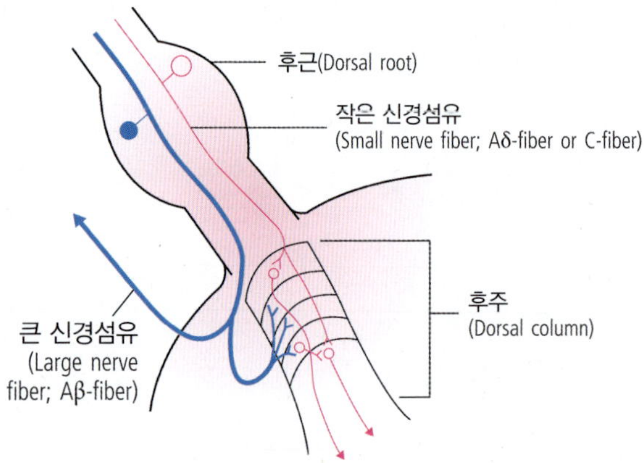


그림 104-1. **문 가설의 개념(Concept of Gate theory)** *(Ch 104, p1117 참고)*

# 105 척추성 통증에 대한 고주파신경절개술

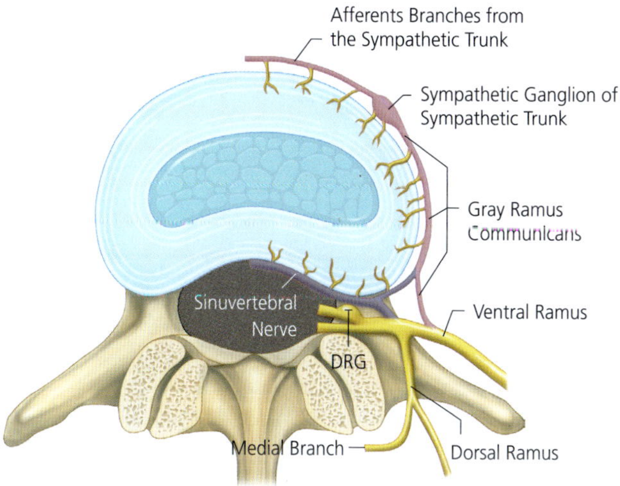


그림 105-1. **척추 및 주위 신경 분포 모식도** *(Ch 105, p1143 참고)*

표 105-3. **고주파 치료의 금기와 주의해야 되는 경우** *(Ch 105, p1148 참고)*

| |
|---|
| 1. 수술이 반드시 필요한 경우 |
| 2. 심각한 정서적 문제 혹은 약물중독이나 의존성이 있는 경우 |
| 3. 치료효과에 대한 적절한 설명없이 막연한 혹은 과도한 기대감을 갖고 있는 경우 |
| 4. 고주파 치료 전 진단적 및 예후적 신경 차단을 최소한 2회 시행하지 않은 경우 |